一般社団法人
日本臨床歯科CADCAM学会
公認TEXTBOOK

すべてがわかる！

CAD/CAM デンティストリー

BASIC編

監修 北道 敏行／池田 祐一／江本 正／熊谷 俊也／林 敬人

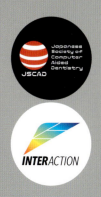

はじめに

　DXが社会的に多くの影響を与える時代となった昨今、歯科医院においてもCAD/CAMを筆頭にさまざまなデジタルソリューションを活用していることと思います。

　現代の歯科医療は日々進化を続けています。特に、新素材やデジタル技術の進展による新技術の開発は、患者様の生活の質を向上させると同時に、われわれ歯科医療従事者にとっても新たな挑戦と成長の機会を提供しています。そこで本書では、最前線で活躍する研究者や臨床家による最新の知見の中から「CAD/CAMシステムを用いた歯科治療の革新」に焦点を当て、編纂いたしました。

　CAD/CAMシステムの導入や3Dプリンティング技術の活用により、これまで以上に精密で効率的な治療が可能となってきました。BASIC編ではおもに修復治療を成功に導くためのノウハウについて、システムやマテリアルの概要、CAD/CAMによる修復治療の具体的な流れとポイントを解説しています。また、後日発刊されるADVANCE編では、インプラント治療や矯正治療、義歯治療、そして在宅診療といったCAD/CAM臨床のさらなる可能性と、それらを支えるチームアプローチについて解説していきます。

　一般社団法人 日本臨床歯科CADCAM学会では、これからも歯科技術の発展に貢献するため、常に最新の情報と知識を提供してまいります。今後とも、私たちの取り組みをご理解いただき、末永く皆様のご支援とご協力を賜りますようお願い申し上げます。

　本書が、皆様のCAD/CAM臨床の一助となるだけでなく、歯科業界全体の発展に寄与することができれば幸いです。

一般社団法人 日本臨床歯科CADCAM学会
理事長　蕭 敬意

会長あいさつ

　2024年6月より、内側性窩洞に限定されるものの、光学印象が保険診療において認可された。この光学印象は、1973年、フランスのProf. François Duretによる論文"Empreinte Optique"で提唱されたことに始まる。その後、CERECによるチェアサイドCAD/CAMシステムが市販された。遡ること約半世紀前のことである。

　その後、しばらく低迷期が続くが、2000年前後から撮影がイメージ方式からビデオ方式に移行し、光学印象において必須であったパウダーが必要なくなるなどの技術革新が起こったことで発展期に移行した。その後もさらに技術革新が進み、術者の経験値による精度の差が改善され、日本国内においても口腔内スキャナーやCAD/CAMシステムの歯科医院への導入が進むこととなった。

　近年のデジタルデンティストリーは、IOSを核としたシステムであることは周知の事実である。近年の傾向では、クローズドIOSシステムよりもオープンIOSシステムが好まれる傾向にあり、世界市場の90％以上がオープンIOSシステムである。最近では、患者の口腔内状態を3Dで表示できることから、診断ファーストとしてIOSを使用する歯科医院も増加しており、歯科医療従事者の大多数が好んで使用している。オープンIOSシステムの普及により歯科医師と歯科技工士の結び付きがより強固となり、かつ、より重要となった。

　世界市場でのIOSの年平均成長率は7.6％で拡大しており、日本国内においても同様の成長率が見込めると考える。しかし、このような先進技術の普及の裏では、必ず先進技術を使いこなすための試行錯誤がつきものである。CAD/CAMはまったく新しい学問であることから、

- 光学印象がきれいに採得できない
- 修復物の適合が悪い
- 口腔内にセットした修復物が割れる
- 患者からの咬合痛や術後性知覚過敏などの不快症状に悩まされる

など、おそらくほとんどの歯科医師が悩み、また1人では解決できず壁にぶち当たったことがあるものと想像する。

　1人で悩むよりも、本書を手に取り学びを深めることで、多くの歯科医師が成功への近道を歩まれることを著者一同願ってならない。

一般社団法人 日本臨床歯科CADCAM学会
会長　北道敏行

CONTENTS

はじめに （蕪 敬意） ……………………………………………………………… 2
会長あいさつ （北道敏行） ……………………………………………………… 3

Chapter 1　CAD/CAM診療の概論 …………………………………………… 7

1．歯科用CAD/CAMとは （解説：伊藤 慎）………………………………… 8
2．CAD/CAM臨床の具体例 ―即日修復― （解説：蕪 敬意・岸 輝樹・片山慶祐・藤井肇基）… 10
3．CAD/CAMの歴史
　　①機器（IOSを中心に） （解説：毛呂文紀）……………………………… 12
　　②マテリアル （解説：毛呂文紀）…………………………………………… 14

COLUMN
　　日本臨床歯科CADCAM学会に入りませんか？ （解説：中井巳智代）…… 16

Chapter 2　修復治療におけるCAD/CAMの活用 ………………………… 17

1．CAD/CAM修復における診査・診断に基づく治療計画 （解説：熊谷俊也）… 18
2．マテリアルの選択
　　①概論 （解説：林 敬人）…………………………………………………… 20
　　②分類 （解説：林 敬人）…………………………………………………… 22
　　③長石系ブロック （解説：江本 正）……………………………………… 26
　　④強化型ガラスセラミックス （解説：林 敬人）………………………… 28
　　⑤歯科用ジルコニア （解説：石田祥己）…………………………………… 30
　　⑥ポリマー浸潤型ガラスセラミックス（VITA ENAMIC®） （解説：井上高暢）… 33
　　⑦CAD/CAM冠用ブロック （解説：木下英明）…………………………… 34
　　⑧PMMA （解説：木下英明）………………………………………………… 36
3．防湿
　　①なぜ防湿が必要なのか （解説：中井巳智代・蕪 敬意）……………… 38
　　②ラバーダム防湿 （解説：中井巳智代）…………………………………… 40
4．前処置
　　①イミディエイトデンティンシーリング（IDS）法 （解説：寺村 俊）… 46
　　②ディープマージンエレベーション（DME） （解説：池田祐一）……… 49
　　③支台築造 （解説：蕪 敬意）……………………………………………… 52
5．形成
　　①メタル修復との比較 （解説：佐久間利喜）……………………………… 54
　　②形成のポイント （解説：關 利啓・田中宏幸）………………………… 57
6．光学印象
　　①光学印象のメリットと仕組み （解説：片山慶祐）……………………… 64
　　②印象採得のコツ （解説：松永 圭）……………………………………… 68
　　③IOSの限界 （解説：吉野英司）…………………………………………… 70
7．設計 （解説：關 利啓）………………………………………………………… 72

8．修復物製作
　　①切削加工と 3D プリント　（解説：林 敬人・池田祐一）…… 76
　　②研磨・表面仕上げ　（解説：池田祐一）…… 78
　　③キャラクタライズ　（解説：林 敬人・江本 正）…… 82
9．口腔内セット・接着
　　①合着と接着の違いと接着を阻害する因子　（解説：末木芳佳）…… 84
　　②歯質の表面処理　（解説：末木芳佳）…… 86
　　③各種マテリアルに対する前処理　（解説：末木芳佳）…… 88
【まとめ】IOS を使用したチェアサイド型臨床において知っておきたい事項
（解説：北道敏行）…… 90

COLUMN
　コンサルテーションテクニック　CAD/CAM 冠 VS. セラミッククラウン　（解説：伊藤 慎）… 25
　CCC を受講しませんか？　（解説：小室 暁）…… 45

Chapter 3　CAD/CAM 機器　95
1．概論：IOS の将来展望　（解説：岸 輝樹）…… 96
2．IOS 選択のポイント　（解説：林 敬人）…… 98
　・私が【CEREC Primescan】を選択した理由　（解説：藤井肇基）…… 99
　・私が【3Shape TRIOS 5】を選択した理由　（解説：神谷光男）…… 99
　・私が【iTero】を選択した理由　（解説：辻 展弘）…… 99
　・私が【Medit】を選択した理由　（解説：高松雄一郎）…… 99
3．切削加工機　（解説：磯野博文）…… 100
4．3D プリンタの臨床応用と今後の展望　（解説：上田一彦・三輪武人）…… 102
5．拡張子とデータ形式　（解説：髙山美那子）…… 106

COLUMN
　CAD/CAM 機器を活用したこれからの運用の展望　（解説：植田愛彦）…… 108

Chapter 4　ラボとの連携　109
1．院内歯科技工所が考える CAD/CAM 技工における歯科医院との連携
（解説：久保田 香令・尾﨑 栞・前澤由莉子）…… 110
2．コマーシャルラボが考える CAD/CAM 技工における歯科医院との連携
（解説：長谷川篤史・千葉雄友・佐藤由依・原 久美子）…… 112

COLUMN
　インハウス？アウトソーシング？　（解説：千葉 崇）…… 116

監修者・執筆者一覧　6
参考文献一覧　117

監修者・執筆者一覧

【監修・執筆】

　　北道敏行（本部／きたみち歯科医院）
　　池田祐一（本部／池田歯科診療所）
　　江本 正（本部／江本歯科）
　　熊谷俊也（本部／ライフタウン歯科クリニック）
　　林 敬人（本部／林歯科医院）

【執筆】（50音順）

　　石田祥己（関東甲信越支部／日本歯科大学生命歯学部歯科理工学講座）
　　磯野博文（関東甲信越支部／DSデンタルスタジオ株式会社）
　　伊藤 慎（関東甲信越支部／いとう歯科クリニック）
　　井上高暢（関東甲信越支部／こばやし歯科クリニック）
　　上田一彦（関東甲信越支部／日本歯科大学新潟生命歯学部歯科補綴学第2講座）
　　植田愛彦（九州支部／愛デンタルクリニック）
　　尾﨑 栞（関東甲信越支部／こばやし歯科クリニック・セラミックスタジオひゃん）
　　片山慶祐（関東甲信越支部／片山歯科医院）
　　神谷光男（関西支部／カミタニ歯科）
　　岸 輝樹（関東甲信越支部／岸歯科診療所）
　　木下英明（関東甲信越支部／池袋きのした歯科・矯正歯科）
　　久保田香令（関東甲信越支部／こばやし歯科クリニック・セラミックスタジオひゃん）
　　小室 暁（本部／小室歯科・矯正歯科 近鉄あべのハルカス診療所）
　　佐久間利喜（関東甲信越支部／新栄町歯科医院）
　　佐藤由依（関東甲信越支部／オーガンデンタルラボ株式会社）
　　蕭 敬意（関東甲信越支部／太洋歯科クリニック）
　　末木芳佳（関東甲信越支部／毛呂歯科医院）
　　關 利啓（関西支部／新長歯科医院）
　　高松雄一郎（北海道支部／高松歯科医院）
　　髙山美那子（九州支部／NCM Dental Lab）
　　田中宏幸（関西支部／ヒロデンタルクリニック）
　　千葉 崇（東北支部／Your Dental Clinic 仙台一番町）
　　千葉雄友（関東甲信越支部／オーガンデンタルラボ株式会社）
　　辻 展弘（九州支部／辻歯科クリニック）
　　寺村 俊（関西支部／草津駅前デンタルクリニック）
　　中井巳智代（関東甲信越支部／なかい歯科クリニック）
　　長谷川篤史（関東甲信越支部／オーガンデンタルラボ株式会社）
　　原 久美子（関東甲信越支部／オーガンデンタルラボ株式会社）
　　藤井肇基（東海支部／藤井歯科医院）
　　前澤由莉子（関東甲信越支部／こばやし歯科クリニック・セラミックスタジオひゃん）
　　松永 圭（東北支部／美田園歯科）
　　三輪 武人（協和デンタル・ラボラトリー）
　　毛呂文紀（関東甲信越支部／毛呂歯科医院）
　　吉野英司（東北支部／ヨシノデンタルクリニック）

CHAPTER 1

CAD/CAM 診療の概論

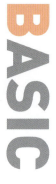 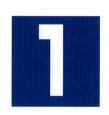

歯科用 CAD/CAM とは

解説 伊藤 慎（関東甲信越支部／いとう歯科クリニック）

CAD/CAM とは

CAD/CAM は Computer-Aided Design/Computer-Aided Manufacturing の略称で、歯科用 CAD/CAM はコンピュータ制御による計測装置・設計装置・加工装置を用いて、口腔内に装着される修復物や補綴装置の製作工手（設計および加工）を行う一連のシステムのことをいう。

そのメリットとして、

①従来の型取りが不要
②治療期間の短縮
③作業の効率化
④品質のバラツキ抑制
⑤使用可能材料の拡大

などがあげられる。

CAD/CAM のメリット

1．光学印象とデータ保存

従来の印象採得のように、口腔内で印象材が硬化するまで数分間じっとしておく、という状況が回避される。同時にデータで保存されることから、スタディモデルの保管場所もなくなり、治療前後の比較もしやすくなる。

2．コピー・ペーストによる形態の再現

データのコピー・ペーストも自由なので、たとえば治療前の天然歯の形態を修復物にコピーしたり、プロビジョナルレストレーションの形態を最終修復物に反映させることも可能である。

3．精度の均質化

印象時の室内の温度や術者の手技、石膏や金属の膨張収縮、咬合器装着時などエラー要素がなくなるため、修復物の精度が均質化され、よりエラーの原因がわかりやすくなる。

4．さまざまな材料が応用可能

CAD/CAM では、樹脂系材料、金属系材料、セラミック系材料、ワックスなど種々の材料を加工できる。この点において、後述するようにさまざまな治療の場面で応用可能であり、これからさらに利用場面が広がっていくと考えられる。

5．即日修復

従来の模型製作、ワックスアップ、埋没、鋳造といった工程が数十分で行えるようになるため、即日修復が可能となった。これは患者側の時間的メリットのみならず、次の来院までの患歯の位置的保存や汚染防止などから解放される意味でも大きなメリットといえる。

6．インプラントへの応用

すでに CT やシミュレーションソフトウェアによるデジタルの導入が行われているが、CAD/CAM によりサージカルガイドの製作が簡便になることや、特殊なヒーリングキャップによりそのまま印象採得が行えるようになったり、その構造から上部構造の破損への対応も比較的簡単になるなど、多くのメリットが生まれている（図1）。

7．義歯への応用

義歯床においては、長年、重合ひずみの問題を解決すべく、さまざまな方法が工夫されてきた。しかし、CAD/CAM 技術によりこの問題は解決されようとしている。また、人工歯においてもさま

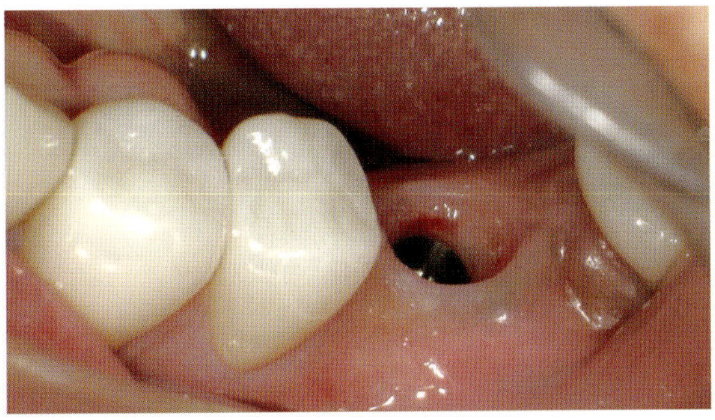

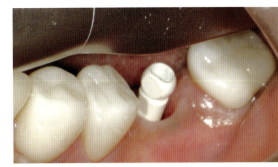

図 1a 二次手術後の状態。歯周組織の回復を待つ。

図 1b スキャンポスト IO-FLO（Dentsply Sirona）をインプラント体に固定し、スキャンを行った。

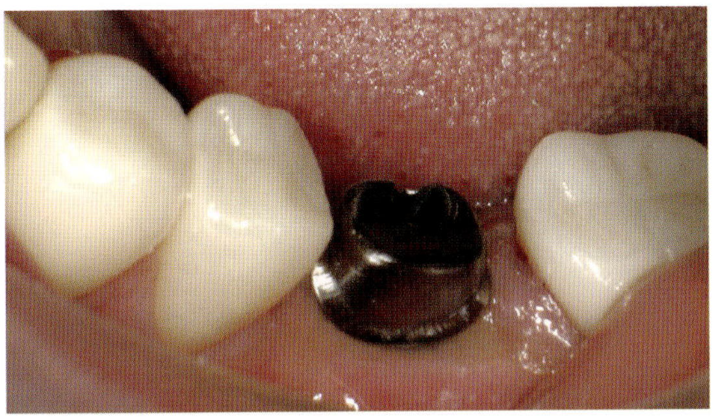

図 1c Dentsply Sirona 社製のカスタムメイドのアトランティスアバットメントを装着した状態。

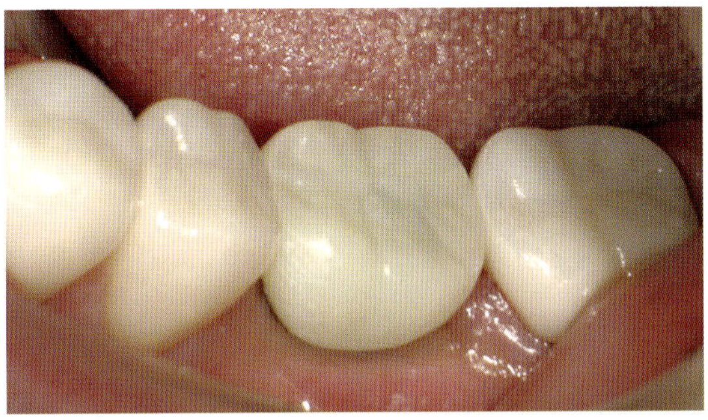

図 1d コアファイルを参考に、インハウスで製作した上部構造（e.max）を装着した。

図 1 インプラント治療への CAD/CAM の応用例。

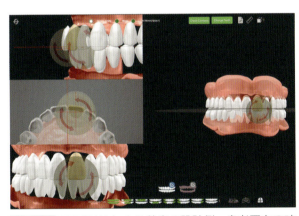

図 2 CAD/CAM による義歯の設計例。患者固有の咬合状態に合わせてデザインすることが可能である。

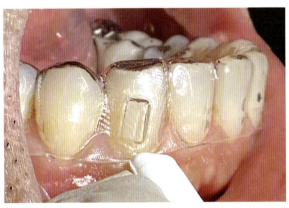

図 3 光学印象により設計・デザインされたマウスピースによる矯正。写真は SureSmile（Dentsply Sirona）。

ざまな形態・サイズのものを用意しなくてはならなかったが、患者固有の咬合に合わせてデザインすることも可能になってきている（**図 2**）。

さらには部分義歯のクラスプや金属床のデザインにも CAD/CAM が応用されている。

8．矯正治療への応用

従来、模型を一歯ずつ分割して作っていたセットアップ模型が、PC 上で簡単に製作可能となった。さらには、その過程での模型を 1 つ 1 つ作ることでアライナー矯正という方法が考え出され、すでに多く実用されている（**図 3**）。

＊　＊　＊

以上、示しただけでも多くのメリットがあることをご理解いただけたと思う。これからは修復治療のみならず、予防歯科などでも応用されるなど、CAD/CAM 技術の活用はさらに広がっていくものと考える。これらさまざまな応用技術の具体例については、将来刊行予定のアドバンス編で述べたい。

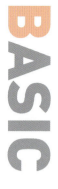

CAD/CAM 臨床の具体例 —即日修復—

解説 蕭 敬意（関東甲信越支部／太洋歯科クリニック）
岸 輝樹（関東甲信越支部／岸歯科診療所）
片山慶祐（関東甲信越支部／片山歯科医院）
藤井肇基（東海支部／藤井歯科医院）

　CAD/CAM の臨床応用におけるメリットは多々あるが、その中でも日常的に行え、かつ効果の大きいものとして即日修復がある。
　即日修復とは、形成から修復・補綴装置の製作、装着までを 1 日で行うことで、従来の治療方法に比べて通院回数を減らすだけでなく、患歯の移動や汚染の予防といったさまざまなメリットがある治療法である。
　本稿では、即日修復の流れと注意点について解説する。

即日修復のメリット

　即日修復には多くのメリットが考えられる。
①1 回の通院で修復が完了する。
②仮封、仮着期間の感染がないため、接着力が得やすい。
③練成印象材による印象採得に伴う不快感がない。
④印象材、模型材など、ごみ排出量が減少する。
　他にも、即日で修復・補綴装置を接着できれば象牙質歯髄複合体を保護できる[1]、IOS を用いた治療は従来法に比べて各ステップの誤差を除くことができる精度である[2]と報告されている。

即日修復を成功させる上での勘所

　即日修復の実践においては、特に形成と接着に気をつける必要がある。形成については他項目にて解説されているので、本稿ではレジンセメントの接着力の低下への対策と歯質の汚染軽減について紹介する。

1. レジンセメントの接着力低下への対策

　歯質が削られてから接着するまでの時間が短く、歯面の湿潤状態が保たれることにより接着材が最適な条件で働き、接着力が向上する。そのため、歯質の処理（エッチングやプライミングなど）後、すみやかに接着を行うことで接着力の低下を防ぐことができる。

2. 歯質の汚染軽減

　歯を削った後、短時間で修復物の装着まで行うため、歯質が外部環境にさらされる時間が短くなる。そもそも同日での治療プロセスでは無菌的な操作が一貫して行われるため、唾液や口腔内の細菌による汚染（コンタミネーション）が最小限に抑えられるというメリットがある。
　また仮封材や仮修復物を使用しないため、これらが外れたり漏れたりすることで生じる汚染のリスクや、再来院時の再装着による汚染リスクを避けることができ、歯質の清浄度を保つことができる[3]。仮封材や仮修復物の使用は接着面の変化も引き起こしやすいため、これらを使用しない即日修復は接着面の清浄度が高まり、歯面のコンタミネーションを防ぐこともできる。

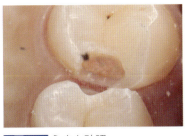

図1a　う窩を確認。

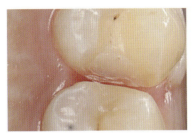

図1b　う蝕除去後にイミディエイトデンティンシーリングを行い、形成する。

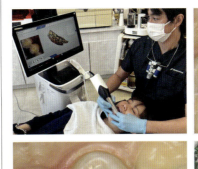

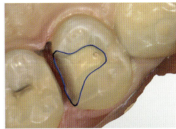

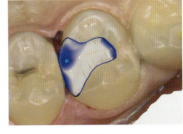

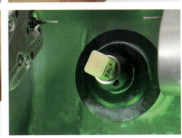

図1c　IOSにて印象採得を行い、チェアサイドにて修復物をデザイン後、切削加工機にて修復物を製作する。

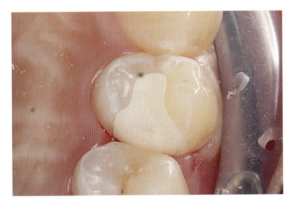

図1d　修復物の試適。

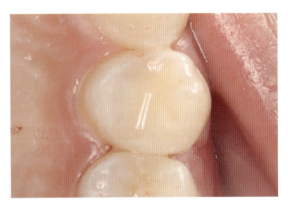

図1e　修復物の接着、研磨。

図1　歯科CAD/CAMによる即日修復の例。

即日修復導入時の注意点

　即日修復を自院で導入する場合は、外注の技工料がかからない反面、シリカ系セラミックを用いて製作した補綴装置へのステイニングや、ジルコニア、ケイ酸リチウム系ブロックでは焼成するためのファーネスが必要になる。

　また症例によってブロックの使い分けをする場合は、ブロックの種類やそれに対応するセメントなどの在庫管理にもコストがかかる。

即日修復導入のすすめ

　今後、技術革新やマテリアルの進化により、治療物の精度や耐久性がより向上し、ますます一般的な治療方法として即日修復は普及すると思われる。また、人工知能（AI）や機械学習（ML）の活用により治療物の設計や製造プロセスが効率化され、患者の治療体験がさらに向上する可能性がある。

　即日修復は、臨床の優位性、患者への恩恵、経営を考えた場合のメリットが大きいことから、導入を推奨する。

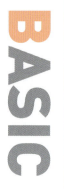

3-1 CAD/CAMの歴史 ①機器（IOSを中心に）

解説 毛呂文紀（関東甲信越支部／毛呂歯科医院）

　昨今の歯科医療におけるCAD/CAM関連の進化はめざましいものがある。臨床でのめざましい発展は、IOS機器の進化と大いに関係がある。歯科技工用デザインソフトウェアやジルコニアの登場、3Dプリンティング技術の向上なども大きな飛躍の要因ではあるが、ここではIOSの始まり、各社IOSの歴史、またIOSの未来について考察したい。

IOSの始まり（黎明期〜創世記）

　1973年にフランスのFrançois Duretによって光学印象が考案され、「Empreinte Optique」という論文が発表された。1980年にチューリヒ大学のW. Mörmann、M. BrandestiniによりCEREC修復法が開発された。1983年、François Duretによって「Chairside CAD/CAMシステムによるクラウン製作」という論文が出された。1886年、ソフトウェア開発者であるAlainの支援を受けてCERECプロトタイプ（レモン）を製作、同年CERECによる最初の患者が治療を受けた。また、1986年にDuret System（Hennson International）が、1987年にSiemensからCEREC system（1級、2級インレー）が販売された。その後、1994年にCEREC 2（インレー、アンレー、ベニア）が販売された。

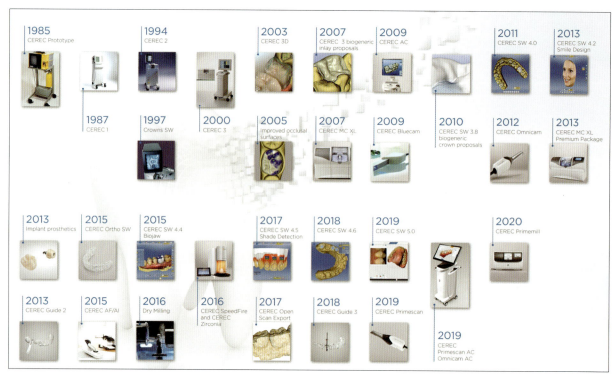

図1 CERECの歴史（デンツプライシロナ社の資料より）。

IOSの試行錯誤（胎動期）

2000年にCEREC 3（Sirona）でスキャナーと切削加工の分離が行われた。2004年にはiTero HD1（Cadent）が発売され、共焦点方式により精度の追求が行われるようになった。2009年にCEREC Bluecam（Sirona）が発売され、青色LEDによる精度の追求が行われた。この頃まで日本におけるIOS市場はほとんどがCERECといっても過言ではなかった。2011年にはTRIOS mono（3Shape）が発売され、2012年にはiTero2.9（Align）とCEREC Omnicam（Sirona）が、次いで2013年にはTRIOS Color（3Shepe）が販売され、オープン化の波とともに時代の変革を予感させた。

IOSの変革と転換（変革期〜転換期）

2015年にはTRIOS 3（3Shape）とiTero Element（Align）が発売され、さらに2017年に3ShapeはTRIOS 3 wirelessを発売するに至る。ここではじめてコードレスのIOSが誕生し、次の時代を予感させた。この頃からにわかにIOS事業に参戦する企業が増え、IOSの種類も増えてきた。2018年、i500（MEDIT）とiTero Element 2 & Flex（Align）が発売される。2019年、CEREC Primescan（Dentsply Sirona）が発売され、同年iTero Element 5D & laptopが発売されてはじめてNIRI機能が搭載された。またTrios 4（3Shape）も発売された。2019年頃から、中国製や韓国製などの機能も十分でしかも安価な機種が販売され、現在に至るIOSの成熟期を迎えることとなる。

IOSの行方（成熟期から未来へ）

2021年、i700（MEDIT）ならびにiTero Element 5D plus & Mobile（Align）が発売された。この頃、IOS 3大メーカーはハードウェアの改善に投資をしていたが、韓国や中国などのメーカーはIOSを使いやすくするためのソフトウェアの開発に投資を行ったようだ。2022年にはPrimescan Connect（Dentsply Sirona）、Trios 5（3Shape）が発売された。そして2024年、IOSの新たな転換期を予感させるiTero Lumina（Align）が発売されるに至った。

日本におけるIOSの展望

2024年の歯科診療報酬改定において口腔内スキャナーが保険収載されたことを受け、日本国産のIOS生産が開始され、ますます活用が増加すると思われる。また今後IOSはより歯科技工士との連携を強化し、治療の全体的な品質を向上させる重要な役割を演じると期待される。

また、前出のDuretが「IOSは診断ツールとして情報の保存とコミュニケーションに有用性がある」[1]というように、IOSは単なる印象（スキャン）の道具ではなく、CTデータやフェイススキャンデータと組み合わせることによって、あらゆる診療における診断ツール、プレゼンテーションツールとして活躍することになるだろう。

* * *

本稿では、IOSの進化と歴史について述べたが、歯科用CAD/CAM機器はIOS以外にもチェアサイド切削加工機や3Dプリンタ、歯科技工用スキャナー、歯科技工用切削加工機、フェイススキャン、インプラントのダイナミック3Dナビゲーションシステムなど多岐にわたり、それぞれがここ数年で著しい進化をとげている。

ソフトウェアやAIの進化も加わることで、以前の「勘や経験」に頼る治療の時代はすでに終わりを告げ、より高精度（Precision）な治療に向かっているといえるだろう。

3-2 CAD/CAMの歴史 ②マテリアル

解説 毛呂文紀（関東甲信越支部／毛呂歯科医院）

歯科用CAD/CAMの材料は、歯科治療において重要な役割を果たしており、その進化はこの30年間で目覚ましいものであった。セラミック、ハイブリッドセラミック、ジルコニアなどの材料が開発され、歯科医療の品質と効率性が向している（図1）。

CAD/CAMのシステムは、スキャナー➡CADソフトウェア➡CAMソフトウェア➡成形から構成されているが、マテリアルは切削加工か積層造成により成形される。

また、CAD/CAMマテリアルは①セラミック系、②金属系、③レジン系に大きく分けられ、成形法によって近年かなり多岐にわたるようになった。

臨床的によく用いられるCAD/CAM歯冠修復材料も、この30年間で新しい素材の開発や改良が加えられ現在に至るが、今後の変遷にも注目していきたい。

歯科用CAD/CAMで使用する材料の変遷

1990年代から2000年初頭にかけて、CERECを主とするチェアサイド型口腔内スキャナーを用いた歯科用CAD/CAMの材料は、おもにセラミックに焦点が当てられていた。VITAやIvoclar Vivadentは、従来のセラミックに比べて強度や耐久性が向上した新しい長石系セラミックス（VITABLOCS® Mark II、IPS Empress CAD）を開発し、これらの材料は自然な見た目と耐久性を兼ね備えており、審美的な治療に広く使用され現在に至っている。

2000年代に入ると、ハイブリッドマテリアルが登場した。現在保険適用CAD/CAM冠材料として使われているセラミックフィラー凝集型レジン（ハイブリッドレジン）もその1つである。また、同じハイブリッドマテリアルでも長石系セラミックスを基材とし、レジンが浸透した相互浸透ネットワーク構造を有したポリマー浸潤型セラミックブロック（VITA ENAMIC®）も登場した。このようにハイブリッドといえどもレジンとセラミックの2種類が存在する（図1）[1]。

2010年頃にニケイ酸リチウム系ガラスセラミックスであるIPS e.max®（Ivoclar Vivadent）が発表され、その後、高強度のガラスセラミックスが各社から相次いで発表された（VITA SPRINITY® PC、Dentsply Sirona Tessera™、Dentsply Sirona CELTRA®、GC Initial LiSi Blockなど）。これらの高強度ガラスセラミックスは審美性にも優れ、長石系セラミックスより大幅に強度を増し、ほぼすべての歯の修復物や一部ブリッジ、インプラントの上部構造などにも応用されるようになった。

ジルコニアの変遷

2000年代後半から2010年代にかけて、ジルコニアが歯科用CAD/CAM材料として急速に普及した。ジルコニアは非常に強力で耐久性があり、それまで金属を用いていたところにジルコニアを使用することによってメタルフリー治療を実現できるようになった。イットリアの含有量を増やすことで透明度が上がり、さらにカラーリキッドやステイン技術を用いることにより、審美的な修復物の製作が可能になった。

現在もジルコニア製品は進化し続け、5Yと3Yの成分積層とマルチレイヤーのジルコニアディスクや高速焼成可能なものなどが開発されている。

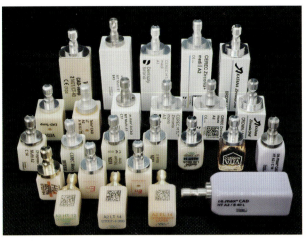 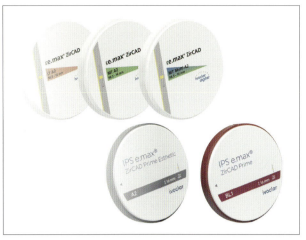

図1 歯科用 CAD/CAM で用いられるマテリアルの一例。写真のように多種多様なマテリアルがあり、目的に応じて使い分けが必要である。また歯冠色を呈していないものは、後に焼成の過程が必要となる。

CAD/CAM 冠の変遷

　日本国内では、2014 年よりセラミックフィラー凝集型レジン（ハイブリッドレジン）が CAD/CAM 冠という呼称で保険収載されるようになった。

　2023 年 12 月には新たに PEEK 材の CAD/CAM 冠も収載され、ほぼ全顎においてメタルフリー治療が可能になった[2]。

3D プリンタ素材の変遷

　3D プリンティング技術の進歩により、歯科用 CAD/CAM のマテリアルも進化し続けている。3D プリンティング技術やプリンタ機器の進化、インクの開発により、さまざまな補綴装置や修復物などを造形できるようになった。現在では、歯牙模型、デンチャーやテンポラリークラウン、インプラントサージカルガイド、各種スプリントなどで日常的に使用されるようになった。

　3D プリンティングはもともとレジン系の材料が主であるが、最近ではセラミック素材やジルコニア、金属のプリンティング技術も開発され、歯科臨床に応用されつつある[3、4]。

　　　　　＊　＊　＊

　マテリアルの進化は、歯科医療の品質と効率性を高め、患者によりよい治療結果をもたらしている。今後も歯科用 CAD/CAM の材料の進化が続き、歯科医療のさらなる発展に寄与することを期待したい。

COLUMN

日本臨床歯科CADCAM学会に入りませんか？

解説 中井巳智代（関東甲信越支部／なかい歯科クリニック）

　一般社団法人 日本臨床歯科CADCAM学会は、「CAD/CAMで日本の歯科医療に貢献する」のクレドの下、歯科CAD/CAM技術の研鑽・実践を通じて、歯科医療の革新に貢献し、歯科医療の水準の向上に努めています。

　歯科CAD/CAMは、今や日常臨床に必須の医療機器として、臨床のあらゆるシーンにおいて多くの利益を生み出しています。しかしまったく新しいジャンルの学問であり、さまざまな悩みや迷いが生じることもCAD/CAM診療の一面です。当学会では豊富な知識と経験を持つメンバーが多く所属しているため、最新の知見やスキル、マテリアルの情報をはじめ、日常の臨床で生じる具体的な悩みについても情報収集し、会員間の交流や情報共有の場を通じてフィードバックしています。

　当学会は北海道支部、東北支部、関東・甲信越支部、関西・東海支部（中国・四国を含む）、九州支部（沖縄を含む）の5つの支部から構成され、支部ごとに特色のある支部会やセミナーを開催しています。そこでは知識と技術の幅を広げるだけでなく、地域の仲間との交流を図ることにも力を入れています。さらに認定医制度により、これらの学びと日々の臨床の実力を試すチャンスを設けています。認定医・指導医取得は、他院との差別化、医院経営の活性化に繋がることでしょう。

　会員数は900名超（2024年現在）となり、歯科医師のみならず、歯科技工士、歯科衛生士、コ・デンタルスタッフの会員数も年々増えています。歯科医療従事者が歯科CAD/CAMを中心に共に学び成長し、そして医院の繁栄に繋がるという、他にはない唯一無二の学会といえるでしょう。

- これからCAD/CAM機器を導入したい
- 購入したもののうまく運用できていない
- 歯科技工士とのスムーズな連携を図りたい
- 医院スタッフ皆で歯科DXを推進していきたい
- インプラント治療、デジタルデンチャー、アライナー矯正、フェイススキャナーについてもっと学びたい
- 医院経営、歯科技工所経営について学びたい

など、さまざまなモチベーションのすべてが叶う場所、それが日本臨床歯科CADCAM学会です。

　未来への一歩を踏み出そうとする皆さんへ惜しみないエールを送るとともに、歯科CAD/CAMの未来を拓く新たなる旅へのご参加を、心からお待ちしています。

日本臨床歯科CADCAM学会
ご入会については
左のQRコードから専用HPにアクセスください

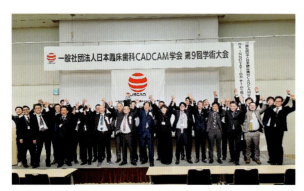

図A 2023年第9回学術大会では、歯科CAD/CAMを学ぶ多くの歯科医療従事者とメーカーが集まった。

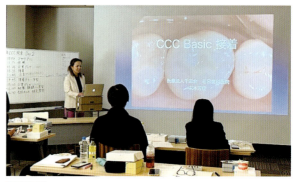

図B CCC（CAD/CAM Clinical Course）では基礎からアドバンスまで実習つきで学ぶことができる。

CHAPTER 2

修復治療における
CAD/CAM の活用

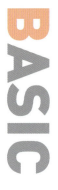

1 CAD/CAM修復における診査・診断に基づく治療計画

解説 熊谷俊也（本部／ライフタウン歯科クリニック）

CAD/CAM修復の流れ

「CAD/CAM修復」というとすべてがデジタルと考えるかもしれないが、そのステップのほとんどは従来と同様にアナログである。言い換えれば、印象と補綴装置・修復物の設計・製作のみがデジタル化されたに過ぎない（**図1**）。したがって、従来の治療と同様にアナログ的要素が非常に重要である。しかし、デジタルならではの診査項目もあることを忘れてはならない。

CAD/CAM修復ならではの留意点

診査・診断はすべての治療において基本であることは明白である。しかしCAD/CAM修復においては、通常の修復治療に加え独自の留意点があるため、その点を考慮して治療計画を立案することが必要になる。

診査項目は、おもに口腔内に関するもの、患者の状況に関するものに分けられる（**表1**）。

特に以下の2点については、CAD/CAM修復において十分な診査が必要となる。
①治療が必要になった原因
②補綴装置・修復物マージンの最終位置

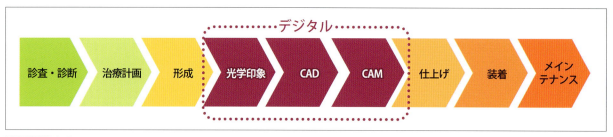

図1 歯科用CAD/CAMによる修復物や補綴装置の製作工程。

表1 診査項目の一覧。これらを精査し診断につなげていく。

	診査項目	診査内容
口腔内	原因	う蝕／破折／審美目的（色調・形態改善）
	支台歯	有髄歯（髄角の位置）／無髄歯
		歯質／レジン／メタル ※ダイシェード
	対合歯	天然歯／修復歯（マテリアル・咬耗など）
	咬合	パラファンクションの有無
	マージン位置	咬合面：事前の咬合チェック（被覆の有無） 歯肉側：縁上／縁下
	環境	唾液の性状、清掃状態、細菌検査 ※唾液検査併用

患者	タイプ	Caries／Perio／Power
	希望	審美優先・機能優先 通院回数・治療時間の制約
	キャラクター	Dental IQ／協力度／経済面／食事の嗜好
	健康状態	口腔機能／全身状態（逆流性食道炎、糖尿病など）／服薬など（ドライマウス）

「治療が必要になった原因」の重要性

　診査項目における「原因」はマテリアル選択に大きく関わってくる。従来のメタル修復においてはさほど選択肢はなかったが、CAD/CAM修復では数多くのマテリアルからどれをチョイスするかの判断材料として、この「治療の原因」は非常に大切なポイントとなるからである。マテリアル選択については後述のセクションにて詳細を解説しているので、ここでは簡単に触れておく。

　マテリアルに求められる大きな要素は「審美性」「強度」そして「操作性」の3つである。そして審美性と強度は相反する関係にあり、強度の高いマテリアルの審美性を上げるためには多くの操作を必要とする。この3要素を高次元で兼ね備えたマテリアルは現時点では存在せず、何を目的とするかによって選択が必須である。

　たとえば、破折が原因の修復に天然歯と同程度の強度のマテリアルを用いるのはリスクを伴う。逆に非常に透明感のある前歯部修復などに強度優先のマテリアルを用い審美性を獲得するためには、非常に高度な技工テクニックを要する。

「補綴装置・修復物マージンの最終位置」の重要性

　基本的にCAD/CAMセラミック修復は接着修復である。そのため本来のマテリアルのパフォーマンスを最大に発揮させるためには、正しい接着操作が必須となる。しかし実際の臨床においては歯肉縁下にマージンが来ることもあり、完全防湿下での接着操作が困難な場合も珍しくはない。その際にどのように対応するかをあらかじめ決定するためにも、最終形態のイメージを実際の治療前に把握しておくことが大切である。

正しい治療計画作成のために

　CAD/CAM修復もトップダウントリートメントの考えを適応すべきである。つまり最終修復形態に応じ、以下の選択を治療前に決定しスケジュールを立案する（**図3**）。
　①最終仕上げ
　②マテリアル

　このスケジューリングは個々のクリニックのCAD/CAMシステム構成によって大きく異なる。たとえば口腔内スキャナー（IOS）のみなのか、切削加工機もあるのか、またファーネスもあるのかなどにより大きく左右される。

　また最近はチェアサイドでの即日修復が可能なシステムが増えてきているが、すべての症例が即日修復可能なわけではないため、個々の症例に応じた治療計画が必要となる。さらに、治療が必ずしも計画どおりに進まない場合に備え、そのリスクを踏まえた次善の策（例えばマテリアルの変更など）を準備しておくべきである。場合によっては、まずはプロビジョナルレストレーションという選択肢も考慮にいれるべきであろう。

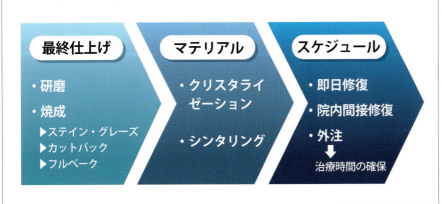

図2 トップダウントリートメントに基づいた治療計画立案の考えかた。

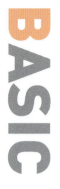
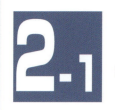

2-1 マテリアルの選択 ①概論

解説 林 敬人（本部／林歯科医院）

近年、歯科分野においてCAD/CAMが急激な発展を遂げており、各社から多くのマテリアルが用意されている。したがって、術者はマテリアルの特性やシェードコンセプトなどをよく理解した上で、適切なものを選択しなくてはならない。

そのため術者は、材料学的な評価ができるよう、患者のどの部位の治療に用いるのか、強度、永続性、審美性など、術者自身で評価するための基礎的な理工学の知識を見直す必要がある。

次に、その特性を正確に発揮するためのルールを把握しておくことも重要な要素となる。たとえば焼成やシンタリングが必要なマテリアルであれば、その工程によって強度が著しく低くなったり、審美性が損なわれたりするケースもある。また、口腔内での接着工程のルールが守られていなければ、データどおりの強度は発揮されない。マテリアルを知り、正しく使用することで、はじめて考えていたとおりの結果が得られるのである。

なぜそのマテリアルを使うのか

臨床においては、まず診査・診断を行い、どの部位にどのような治療が必要なのかを計画する。その後、患者の咬合、力の問題、プラークコントロール、審美性や本人の希望などに鑑み、適切なマテリアルを選択することとなる。その際に、なぜそのマテリアルを選んだのかの根拠が必要である。そしてその根拠を明確にするためには、マテリアルに関する特性を熟知していなくてはならない。そのために、最低限必要な材料学的評価項目とその内容を知っておくべきである。

材料学的な評価項目とその内容

CAD/CAMのマテリアルは、金属、セラミック、レジンに大別される。金属は靱性に富むため、直接引張試験を行い評価する。その引張試験から耐力、伸び、弾性係数で、補綴装置の用途に対応して6つのタイプに分類される。一方、セラミックやレジンは脆性なので、金属に利用する直接引張試験では試験片の把持が難しく、適用できない。そこで間接的に引張応力を測定できる曲げ試験（図1a）と、表面の傷からの破壊への抵抗を評価する破壊靱性試験（図1b）を行い、それぞれ「曲げ強さ」と「破壊靱性値」を指標にする（図2a）。

また、対合歯への影響や摩耗に関係する「硬さ」を評価するために、金属では「ヌープ硬さ」、セラミックやレジンでは「ビッカース硬さ」（図1c、2b）を指標にしたり、実際に耐摩耗試験がよく用いられたりする（表1）。

歯の修復においては、咬合力に耐えうる強さだけでなく審美性も重要である。審美性においては透過性がまず指標となるが、ステインやカットバック、レイヤリングといった製作過程や各社のブロックデザインなど、製作方法やシェードコンセプトを踏まえて検討すべきである。

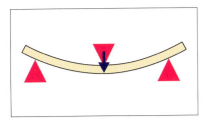
図1a 物性について覚えておきたい指標①曲げ強度。

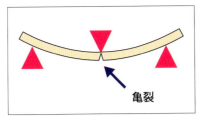
図1b 物性について覚えておきたい指標②破壊靭性値。

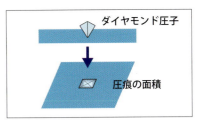
図1c 物性について覚えておきたい指標③ビッカース硬さ。

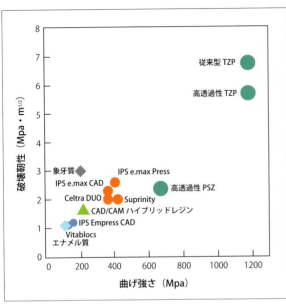
図2a ガラスセラミックスを含む歯科修復材料および歯質の曲げ強さと破壊靭性の相関（参考文献1より引用改変）。

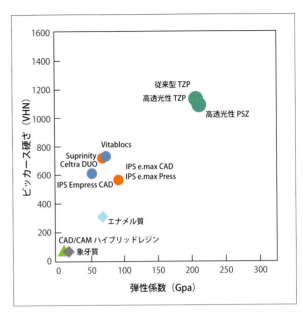
図2b ガラスセラミックスを含む歯科修復材料および歯質の弾性係数とビッカース硬さの相関（参考文献1より引用改変）。

表1 代表的な材料の曲げ強度、ビッカース硬さ、靭性（各メーカーのカタログより引用改変）

	GC セラスマート	VITABLOCS Mark II	IPS Empress CAD	IPS e.max CAD	IPS e.max Press	Y-TZP	象牙質	エナメル質
曲げ強度（MPa）	231	154	160	530	470	900	204	85
ビッカース硬さ（MPa）	74	560	620	580	580	1300	66.5	318
靭性（MPa・m$^{1/2}$）	—	1.37	1.2	2.5	2.7	5.5	3	1.3

選択したマテリアルの特性を発揮するために

　実際に選択したマテリアルはルールどおりに製作し、正しく口腔内にセットしなければ、材料学的な特性も選んだ根拠も机上の空論となり、ひいては予想外の結果をもたらすこととなる。たとえば修復物の製作においては、CADとCAMの相性やセッティングを確認することや、マテリアルごとに焼成プログラム・焼結プログラムが異なるため、適正なプログラムを使用することなどが重要である。

　また、口腔内へのセットに際して特に重要となるのが接着工程である。防湿がしっかりできているか、適切な前処理（順番や時間など）ができているか、適切な光照射ができているかなど、この工程でルールをしっかり守らないと、術後の破折や脱離に繋がることになる。

2-2 マテリアルの選択 ②分類

解説 林 敬人（本部／林歯科医院）

　歯科 CAD/CAM マテリアルは、大別すると、セラミック、レジン、金属に分類される。その中で、セラミックはガラスセラミックス、強化型ガラスセラミックス、ジルコニアに大別される。レジンではレジン単独のもの、レジンにセラミック粒子を分散させて強化した材料、ファイバーでレジンを強化した複合材料などがある。金属ではコバルトクロム合金、チタン合金、純チタンが使用されている。それぞれの特徴を把握した上で、目的に応じて選択されたい（**図1**）。

材料学的分類

　まず材料学的な性質とその機械的強度による分類を示す。

1．ガラスセラミックス

　CAD/CAM システムの初期を担ってきたのがガラスセラミックスで、マトリックス中のガラスの含有量が多いものをいう。長石系とリューサイト系に分けられ、どちらも透明性は高いが、機械的強度が限られているため、用途としてはインレー、アンレー、ベニア、単冠に限定される。

2．強化型ガラスセラミックス

　ガラス含有量が 30％前後のものが強化型ガラスセラミックスに分類される。そのうち分散結晶が2ケイ酸リチウムである2ケイ酸リチウム系と、メタケイ酸リチウムと 10％ジルコニアを分散させたジルコニア強化型ケイ酸リチウム系がある。その製品の多くが熱処理を必要としているが、ガラスセラミックスに比べて強度がかなり向上しており、小臼歯をポンティックとした3ユニットのブリッジにも使用可能とされている。

3．ジルコニア

　ジルコニアは、酸化ジルコニウム（ZrO_2）を主成分とするセラミック材料である。
　もともと金属の代替材料として、コアになるフレームとして用いられてきた。しかし、その高強度・高靱性、さらには耐摩耗性と耐腐食性から、透過性の高いジルコニアが要望され、機械的強度はやや落ちるが、透過性の優れたジルコニアが次々と開発され、現在では審美性が必要な前歯部のモノリシッククラウンにも用いられている。
　また、ガラスセラミックスに比べると、かなり高強度・高靱性であり、ロングスパンのブリッジやインプラント補綴にも使用されている。
　材料学的には、イットリアの含有量により透過性と機械的強度のバランスが変わる。その性質によって多くの種類のジルコニアが開発され、用途によって使い分けられている。

4．レジン系複合材料

　アクリルレジンはテンポラリークラウンや義歯床、スプリントに使用される。繊維強化型レジンはおもにフレームに使用される。レジンにセラミック粒子を分散させたハイブリッドレジンは保険に適用されたこともあり、さまざまな特性をもった製品が各社から出ている。曲げ強さはガラスセラミックスより強いものもあるが、硬さがエナメル質より軟らかいため、耐摩耗性に不安がある。
　2024 年に保険適用となったポリエーテルエーテルケトン（PEEK）は耐摩耗性にも優れており、スーパーエンジニアリングプラスチックと呼ばれている。

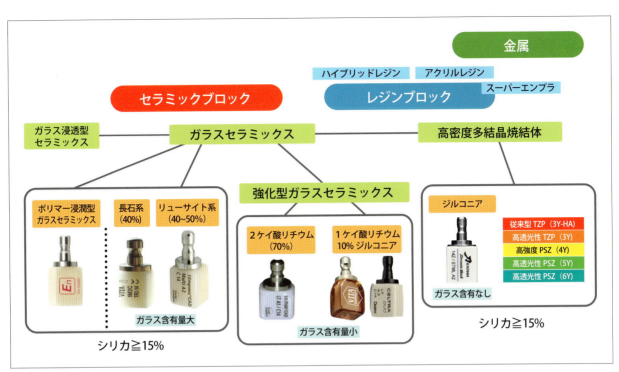

図1　CAD/CAM マテリアル分類。

表1　ISO6872-2008 で規定された歯冠用セラミックスの用途と必要な強度（参考文献1より引用改変）

クラス	推奨される臨床用途	曲げ強さ（MPa）最小値	破壊靱性値（MPa・m$^{1/2}$）最小値
1	a：セメントで接着される前歯部の単冠やベニア、インレー、アンレー用として使用される単一材料のセラミックス b：金属やセラミックフレームの前装に使用されたセラミックス	50	0.7
2	a：セメントで合着される前歯・臼歯のクラウン：セメントで合着される前歯部または臼歯部の単冠に使用される単一材料のセラミックス b：セメントで合着される前歯・臼歯のクラウンのフレームワーク：セメントで合着された前歯部または臼歯部の全体または一部を被覆する前装に使用されたセラミックス	100	1.0
3	a：セメント合着される3歯以下のブリッジ：セメントで合着される前歯部または臼歯部の単冠や大臼歯部を含まない3歯までのブリッジに使用される単一材料のセラミックス b：3歯以下のブリッジのフレームワーク：セメントでの合着によらない前歯部または臼歯部の単冠や、大臼歯部を含まない3歯までのブリッジの全体または一部を被覆する前装に使用されるセラミックス	300	2.0
4	a：大臼歯を含む3歯ブリッジ：大臼歯を含む3歯ブリッジまで適用可能な単一材料のセラミックス b：大臼歯部を含む3歯ブリッジまでのフレームワーク：大臼歯部を含む3歯ブリッジまで適用可能な全体または一部を被覆する前装に使用されるセラミックス	500	3.5
5	4歯以上のブリッジやブリッジフレームワーク：単一材料で4歯以上のブリッジや全体または一部を被覆する4歯以上の前装に使用されるブリッジフレームワーク	800	5.0

臨床用途による分類

　歯科 CAD/CAM マテリアルの種類が多くあるのは、すべてにおいて万能な材料がないからである。つまり、臨床において、使用する部位や求める機能・審美性によって、マテリアルを使い分ける必要がある。ここでは日々の臨床でのマテリアル選択において、考慮すべき要素で分類してみたい。

1．各部位において必要な強度・耐久性

　セラミックスは基本的に曲げ強さと破壊靱性値で評価されており、ISO6872-2008（表1）で適

BASIC

セラミックス	ガラスセラミックス	強化型ガラスセラミックス	ジルコニア
製品	Empress CAD CEREC Block	IPS e.max® CAD SUPRINITY™ CELTRA® Duo	IPS e.max® ZirCAD KZR-CAD katanaZr
分類	長石系 リューサイト系	2ケイ酸リチウム系 ジルコニア強化型ケイ酸リチウム系	TZP PSZ
曲げ強度	< 200MPa	360〜700MPa	> 700MPa

←透光性／審美性

曲げ強さ・破壊靱性値→

図2 各マテリアルの強度と審美性の関係。ケースによってバランスを考える必要がある。

用部位と用途が規定されている。ただし、ブラキシズムや食生活、職業などの生活環境といった患者ごとの状況に鑑みて選択する必要があることを忘れてはならない。

2. 求める審美性とシェードコンセプト

歯の修復において、患者の天然歯と調和するような見た目を再現するために各社がさまざまな工夫をしており、これはシェードコンセプトと呼ばれている。その要素としては、透光性、ブロックデザイン、製作過程などがある。基本的に透光性が高いほうが審美性が得られやすい。その透光性は、高いほうからガラスセラミックス＞ジルコニア＞レジンとなる。ただし、支台歯の色に左右されるので口腔内での確認が重要となる（**図2**）。

ブロックデザインに関しては、違うシェードを積層にして歯のグラデーションを表現するものや、天然歯を模してドーム型に積層するデザインを用いているものなどがある。

製作過程については、成形した後に色をつけたり、セラミック材を重ねたりするものがあるが、そのシステムの中でステイニング、カットバック、レイヤリングなど、シェードを再現する方法が選べるようにしているものもあるので、各社のシステムを確認いただきたい。

3. 成形方法と設備

修復物の製作過程では、まずコンピュータソフトウェア上でデザインを行う。その後、成形する過程に移るが、その成形方法は切削加工と積層造形（3Dプリンティング）に分けられる。近年、積層造形はジルコニアの造形も可能になりつつあるなど、急激に発展しているが、今のところ切削加工が主となっている。

切削加工で目的の修復物が成形されるが、その後に研磨で完成するマテリアルと熱処理が必要なマテリアルがある。たとえば、強化型ガラスセラミックスでは設定されたプログラムでの熱処理が必要なものが多くある。また、ジルコニアはさらに高温の熱処理が必須となるため、専用のシンタリングファーネスが必要となる。

臨床においては、加工機の性能、ファーネスの有無、シンタリングファーネスの有無によって製作できるものが制限されるとともに、製作にかかる時間も違ってくる。そのため、治療計画における審美性や材料の特性、あるいは即日修復など医院の方針や患者の希望といった目的に応じて、製作過程も考慮する必要がある。

コンサルテーションテクニック
CAD/CAM冠 VS. セラミッククラウン

解説 伊藤 慎（関東甲信越支部／いとう歯科クリニック）

歯科診療報酬改定により、補綴コンサルテーションの環境は大きく様変わりした。これまで、臼歯部クラウンの保険適用といえばパラジウム合金のみであった。よって保険適用外のセラミックスについて説明する際には「見た目の違い」で簡単に説明ができ、患者にも違いが伝わりやすかった。実際、患者は「見た目」に違いや価値を感じ、対価を払っていた方も多かった。

昨今、ハイブリッドレジンの臼歯部保険適用拡大により、患者は安価で見た目のよい「白い奥歯」が入手可能になった反面、十分な説明を受けることなく、その価格面だけで、あるいは前医の言われるがままに「安易にレジン冠を入れてしまった」などの声がたびたび聞かれる。よくよく話を聞くと「他にも選択肢があることをはじめて知った」「白い歯に違いがあるなんて知らなかった」「だったらもっと熟考したかった」云々…。

患者に説明する歯科医師やスタッフも白いレジン冠を勧めてしまう傾向にある。私たち医療従事者も「高いものを押し売りされた」と患者に誤解されたくはないのである。

しかし考えてみてほしい。もし患者が自分の家族やスタッフだったら……。私たちは自分の家族やスタッフには迷いなくセラミックスを選ぶはずだ。なぜならその違いを私たちは知っているから。それは患者も同様である。患者には知る権利があるし、知らないのは不幸である。私たち歯科医療従事者には「保険適用と比べると高額ではあるが、価格に見合った十分なメリットがある」旨を説明する説明義務がある。

一見同じに見える「CAD/CAM冠 VS. セラミッククラウン」、その違いに関してもっと踏み込んだ説明を心がけようではないか。

たとえば、セラミッククラウンは耐摩耗性・強度だけでなく、細菌が付着しにくく清潔で、経年劣化もしにくく、長持ちすることを伝えたい（図A）。コンサルテーションに際しては、「プラーク染め出しによる違い」がわかる症例写真も事前に用意しておくと、情報提供の1つとして大変役に立つ（図B）。百聞は一見に如かずだからだ。

そして「もっとも優れているのはご自身の天然歯です。天然歯に次いで優れているのがセラミックスとなります。そのセラミックスは残念ながら保険適用ではございません。自費治療は保険治療と比べるとはるかに高額です。健康って思ったより高いんですヨ。どちらをお選びいただいても結構です。選ぶのは患者様ご自身です。私たちは決して押し売りは致しません。患者様ご自身にお選びいただき、それに合わせた治療方法で、精一杯治療させていただきますのでご安心ください！」という前向きなお声がけも忘れずに。皆さんの誠心誠意は、患者さんの心に届くはずである。

	レジンが多い人	レジンが少ない人
細菌の保有	多い：口腔清掃度にかかわらず細菌（＋＋）	細菌が少ない
清掃性	困難→清潔を保ちにくい	容易
劣化	早い	遅い
交換	短期間で必要：そのたびに歯を削合	頻度は低い
う蝕・歯周病のリスク	高い	低い

図A 患者さんに伝えたい「口腔内にレジンが多い人・少ない人の違い」。

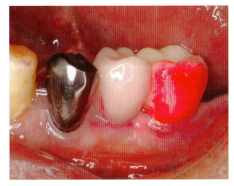

図B セラミッククラウンとCAD/CAM冠はプラーク染め出しをするとその差が一目瞭然！

2-3 マテリアルの選択 ③長石系ブロック

解説 江本 正（本部／江本歯科）

ガラス（シリカ系）セラミックマテリアルは、およそ40年前のチェアサイドCAD/CAMシステム開発当初のCAD/CAM用マテリアルとして、ProCad®（長石系／Ivoclar Vivadent）およびVITABLOCS®（長石系／VITA）が供給された。その後、ProCad®はIPS Empress CAD®（leucite glass ceramics／Ivoclar Vivadent）へと変遷した。

また、CEREC Blocs C/C PC®（長石系／Dentsply Sirona）はVITAのOEMであるが、独自のコンセプトにより存在感を持ちつつ流通している。

以上の各素材が国内流通のCAD/CAM用ガラスセラミックスのおもなバリエーションであるが、本稿では長石系セラミックブロックで代表的なVITABLOCS®について解説する。

VITABLOCS® の特徴

VITABLOCS®は、工業的に製造された微細構造の長石系セラミックブロックで、CAD/CAMシステムを使用してインレー、オンレー、ベニア、クラウンを製作するために使用される。長石材料と微粒子構造の独自の組み合わせにより、高い耐破折性、エナメル質に近似した磨耗性から天然歯質を保護し、また優れた研磨性も有する。

1990年、世界初の微細構造歯科用セラミックスとして上市以来、VITABLOCS®は多くの臨床治療に使用されてきたが、その優れた臨床成績は多くの文献により実証されている。これはセラミックスと歯質との優れた接着結合にも起因し、またVITABLOCS®は優れたエッチング特性をも有している。

長期間の販売実績のあるこの素材は、今なお世界の臨床で使用されている。筆者の最近の臨床使用率は約30％で、ジルコニアや高強度ガラスセラミックス（図1）の使用に合わせケースバイケースで使用している。

VITABLOCS® の適応範囲

インレー、アンレー、クラウン、およびベニアに加工される。

以前は、Rapid Layer Technologyによるジルコニアフレームへのベニア素材としてブリッジにも適応拡大し臨床で用いていたが、現在ではFull-anatomical Zirconiaへと取って代わった。

VITABLOCS® の種類

- MarkⅡ：基本的な単一色相の素材
- TriLuxe／TriLuxe forte：グラデーションのある積層素材
- RealLife：MarkⅡセラミックスの優れた反射効果と白色蛍光に加えて、さまざまな色の彩度レベルとさまざまな透過性レベルを3D構造で積層し、1つのブロックに組み合わせ、特徴的な色彩を実現している。球状に湾曲した象牙質コアがエナメル質層に囲まれているため、層構造は天然の前歯に近似する。

● 即日修復症例

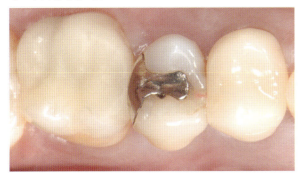

図1a 術前の状態。メタルインレーの二次う蝕である。予防的な治療計画として、長石系セラミックスによる即日修復の計画を立案した。

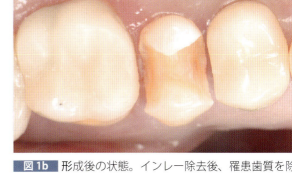

図1b 形成後の状態。インレー除去後、罹患歯質を除去し各部の必要厚みを確保しつつ、滑らかで連続的なマージンラインに仕上げ、イミディエイトデンティンシーリング（☞46ページ参照）を行う。

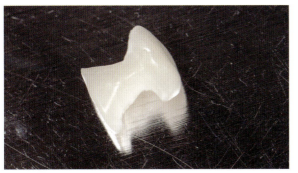

図1c 完成した修復物。光学印象後、修復物を設計し、切削加工機により加工し、シリコーンポイントで研磨をした。

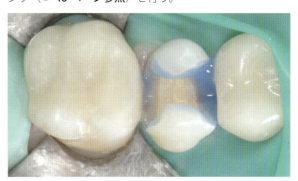

図1d 接着前のコンディショニングにおけるエナメル質リン酸エッチング。象牙質までエッチングしないことが肝要である。

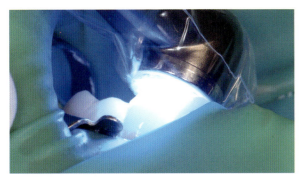

図1e 接着材の光重合。フィラー入りの接着性レジンセメントを使用し、接着する。手技については筆舌に尽くし難いところであるが、最終的には、十分な光量を照射し完全に重合する。

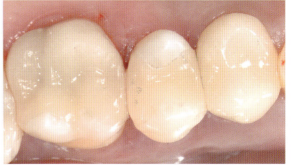

図1f 術後の状態。最終重合後に咬合調整し、調整した箇所は再度研磨を行う。適合状況の再確認と接着材の取り残しがないか念入りに確認をする。

まとめ

VITABLOCS®（長石系ガラスセラミックス）は、優れた接着性とエナメル質に近似した磨耗性により、残存歯質と対合天然歯に優しい素材である。

Mark IIは光透過性により、残存歯質の色相にマッチングしやすい審美性を有する。反面、前歯部のクラウンではその光透過性により明度が落ちる可能性があるため、TriLuxe forte、またはRealLifeの使用が望ましい。

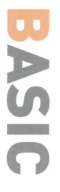
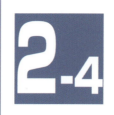

2-4 マテリアルの選択 ④強化型ガラスセラミックス

解説 林 敬人（本部／林歯科医院）

ガラスセラミックスの強度を高めるために、そのガラス含有量を少なくすることを考え、分散結晶に2ケイ酸リチウム（Li2Si2O5）を使用したIPS e.max® CADが発表された。このマテリアルの登場で臨床の幅がかなり広がった。特徴として、切削が容易になるように最初は分散結晶がメタケイ酸リチウムで、曲げ強さが130MPaであり、熱処理を行うことで2ケイ酸リチウムに結晶化され、曲げ強さが530MPaに増大するようにデザインされていた。

その後、切削後の熱処理を必要としないブロック（Initial LiSi Block／ジーシー）なども開発され、2ケイ酸リチウム系と呼ばれている。また、分散結晶にメタケイ酸リチウムと10％のジルコニアを含有したジルコニア強化型ケイ酸リチウム系というマテリアルも開発されている（VITA SUPRINITY™／VITA、CELTRA® Duo／Dentsply Sirona）。さらに後発のアドバンスド2ケイ酸リチウムブロック（CEREC Tessera™／Dentsply Sirona）は曲げ強さが700MPaとされている。これらを従来のガラスセラミックスに対し、強化型ガラスセラミックスとしている（**図1**）。

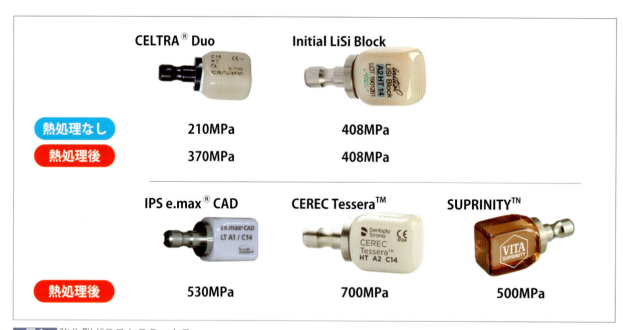

図1 強化型ガラスセラミックス。

機械的性質

ガラスセラミックスの長石系、リューサイト系といったどちらのタイプの歯冠色ブロックに関しても、その曲げ強度は150MPa前後である。それでも、従来のメタルボンドに使用される築盛ポーセレンと比較すると約2倍近い強度があるともいえるが、強化型ガラスセラミックスと比較すると半分程度の曲げ強度しかない。そのため、23ページの**表1**に示したISO6872-2008の指標からガラスセラミックスが適用されるとしても、咬合力がかかりやすい状態やパラファンクション、対合歯の状態などから、必要であれば強化型ガラスセラミックスを検討すべきである。

審美性

審美性の観点からは、透光性が高いほうが有利である。2ケイ酸リチウム系はガラスセラミックスより少し透光性に劣る。ジルコニア強化型ケイ酸リチウム系は、メタケイ酸リチウムの結晶粒が小さいためかガラスセラミックスよりは劣るが、2ケイ酸リチウム系よりは高い透光性を示す傾向にある。

また、前述したIPS e.max®システムにおいては、ステイニング、カットバック、レイヤリングが行えるシステムが用意されている。

どの方法を選択するかは、患者の審美的要求や色とテクスチャーを再現する難易度、チェアサイドで行うのかラボサイドで行うのかといった、時間とコストを考慮して選ぶこととなる。

長期的物性

ガラスセラミックスは化学的に安定しており、口腔内でも長期にわたって審美性も維持できるとされてきた。しかし実際には、口腔内という過酷な環境下では腐食と同じような現象によって劣化することが報告されている。また、ガラスは応力負荷状態で腐食しやすい性質があり、長期的には2ケイ酸リチウムの針状結晶が露出し、対合歯の摩耗を加速させる可能性があることが報告されている。

これに対し、ジルコニアは比較すると化学的耐久性が高く、対合歯の摩耗に関しても鏡面研磨が行われていれば問題がないことが報告されている（**図2**）。

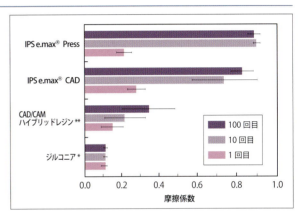

図2 ステアタイトに対する摩擦係数（参考文献1より引用改変）
* 5種の平均と標準偏差　** 6種の平均と標準偏差

臨床上の注意

IPS e.max®CADにおいては、熱処理後に0.2%収縮するので注意が必要である（**図3**）。

セラミックス全般にいえることだが、口腔内での接着行程が臨床結果を大きく左右する。防湿は当然だが、使用するレジンセメントの性質を理解すること、その前処理を正確に行うことが必須である。特に注意点としては、ガラス表面を破壊する可能性があるので、サンドブラストは行わないこと、エッチングもやりすぎると物性が落ちることに留意したい。

もう1点、当然であるが、試適時の唾液や血液の汚染は接着阻害因子となるので、必ず洗浄することも重要である。

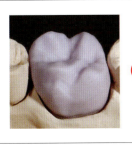

熱処理後
0.2%収縮する
160 → 530MPa

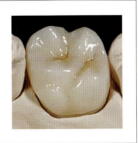

図3 IPS e.max®の熱処理後の変化。

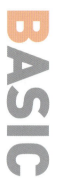
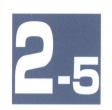

2-5 マテリアルの選択 ⑤歯科用ジルコニア

解説 石田祥己（関東甲信越支部／日本歯科大学生命歯学部歯科理工学講座）

ジルコニアとは

　ジルコニアはジルコニウムの酸化物（ZrO_2）であり、ガラスを一切含まず、気泡のきわめて少ない高密度焼結体に分類されるセラミックスである。CAD/CAM技術の向上に伴い、1990年代末にジルコニアが歯科に応用されるようになり[1]、現在では世界各国において多数の製造業者によりジルコニアの開発および販売が行われている。歯科におけるジルコニアの原材料は、そのほとんどが日本国内で生産されている[2]。その性質は、従来の陶材と同様に生体親和性が高く、他のセラミックスと比較してきわめて優れた強さや破壊靱性を示すため、前装材料のコア・フレームだけでなく、モノリシッククラウンやブリッジなどへの応用がなされている。

　純粋なジルコニアはおもに単斜晶、正方晶、立方晶の結晶系があり、温度によって変態する。室温では単斜晶、1,170℃に加熱することで正方晶、2,370℃では立方晶と結晶構造が転移する（**図1**）。歯科で用いるジルコニアはイットリア（Y_2O_3）などのジルコニウムよりも大きなイオン半径を持つイオンを添加することで、室温であっても正方晶と立方晶を安定相としている[1〜3]。

　従来のセラミックスでは、表面に微細な傷に応力が集中することでその傷が拡大してクラックが進展し、破壊が生じていた。しかし、ジルコニアではクラックが生じると、クラックの先端付近の正方晶で応力誘起相転移が生じ、正方晶から本来室温で安定な単斜晶に相変態し、転移域が形成される。正方晶と単斜晶のそれぞれの体積を比較すると、正方晶は単斜晶と比較して約4％大きい結晶系である。このことから、正方晶が単斜晶に変態する際、体積増加に伴うひずみエネルギーの蓄積が生じ、クラック先端部の応力を低下させてその進展を防止する[1, 3]。そのため、ジルコニアはセラミックスであるにも関わらず、きわめて高い破壊靱性を示す。

　ジルコニアは優れた強さを示す一方で、他のセラミックスと比較すると透光性が劣っている。そこで注目されるのが立方晶である。立方晶は正方晶と比較すると体積の大きい結晶である（**図2**）。光は粒界（結晶同士の境界）で散乱光が生じてしまいやすいことから、透光性が小さくなる原因の

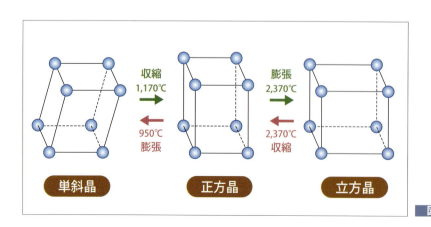

図1 ジルコニアの結晶構造と相転移。

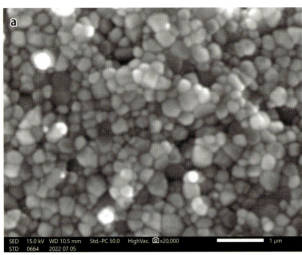 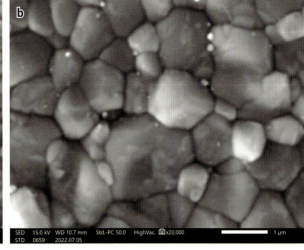

図2 ジルコニアの電子顕微鏡像（**a**：TZP（3Y）、**b**：PSZ（5Y））。

1つだといわれている。そのため、正方晶よりも大きい立方晶の割合が大きくなることで、粒界が減少して散乱光を少なくすることができる。また、立方晶は光学的等方体であることから、立方晶の割合が増加することでジルコニアの透光性を大きくすることができる。しかし、立方晶は正方晶のような応力誘起相転移は生じないため、立方晶の割合が大きくなることで、その機械的性質は小さくなってしまうことに注意が必要である[4]。

これら正方晶と立方晶の割合にはイットリアの含有率が大きく影響している。3（mol）％のイットリアを含有させることで、室温においてその結晶系のほぼ100％が正方晶となる。これは正方晶多結晶体（TZP：Tetragonal Zirconia Polycrystal）と呼ばれ、きわめて優れた機械的性質を示す。その一方、イットリア含有率を増加させると正方晶の他に立方晶が混在するようになることで、部分安定化ジルコニア（PSZ：Partially Stabilized Zirconia）となり、TZPと比べて優れた透光性を有する[5]。

歯科で用いられるジルコニアの種類

はじめて歯科に応用されたジルコニアは3（mol）％のイットリアを添加したTZPに対して約0.25（mass）％のアルミナを添加した「従来型ジルコニア」と呼ばれるTZP（3Y-HA）である。結晶のほぼすべてが応力誘起相転移を生じる正方晶であり、さらにアルミナを添加することできわめて優れた機械的性質を示す。しかしながら、透光性は不十分であることから前装材料のコア・フレームとして用いられている。

透光性の改善のため、光散乱因子であるアルミナを0.05（mass）％に減少させた高透光性TZP（3Y）が開発された。この結果、部位によっては内部ステインおよび表面ステインだけで色を調整するというモノリシックジルコニアの応用が可能となった。

さらにイットリア含有量を大きくし、立方晶の割合が増加した高透光性PSZが開発され、前歯に対しても前装陶材が不要なモノリシックジルコニアを用いることが可能となった。しかし、イットリア含有量の上昇に伴い立方晶の含有率が増加し、正方晶の含有率が減少する。その結果、ジルコニアの機械的性質が減少してしまうため、補綴装置の設計や部位などには注意する必要がある。

近年ではイットリア含有率の異なるジルコニア粉末を積層し、エナメル層−ボディ層−サービカル層と色調と透光性の両者を変化させたグラデーションタイプのジルコニアディスクが登場している。その結果、前歯部にも適応可能な高い審美性を有する補綴装置の製作が可能となった[6]。

ジルコニアの加工方法

　ジルコニアは切削法CAD/CAMシステムにより加工されることから、補綴装置の設計はデジタル上で行う必要がある。当初は焼結したジルコニアブロックから切削加工していたが、エンドミルの損耗や加工時間が長くなってしまうことから、ジルコニア粉末を静水加工により高密度にプレスした状態で半焼結することにより製作されたチョーク状の半焼結体が用いられている。半焼結体はブロックやディスクの形状で提供されており、空冷により切削加工される。切削加工後に最終焼結することで補綴装置が完成するが、その焼結の際に空隙が消失することから18～20%の線収縮が生じる。その収縮を補償するために、ブロックやディスクごとに設定されている拡大係数を考慮して拡大した大きさに切削加工される。

　ジルコニアの焼結は大気雰囲気下で1,350～1,600℃で行われる。標準的には焼結完了まで10～14時間かかるが、近年では焼結時間を大幅に短縮した急速焼結に対応した製品も登場している[7]。従来では2～5時間の係留が必要であるのに対し、急速焼結では最短で2時間半で焼結を完

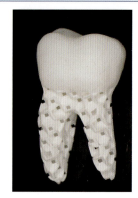

図3　ジルコニア粉末で付加製造した大臼歯モデル。

了できるとされており、症例によっては即日修復も可能だが、適用には条件があるため注意が必要である。

　近年の研究では、付加製造（3Dプリンタ）を応用する試みが進んでいる[8, 9]。切削加工では工具の形状などの制限から、形状によっては製作できない場合がある。しかし、付加製造ではそのような複雑な形状でも製作することができるため、付加製造の応用によって、今後さらにジルコニアの応用範囲が拡大していくものと考えれる（図3）。

ジルコニアの色調調整

　従来型ジルコニアでは前装陶材が用いられるが、高透光性ジルコニアによるモノリシックジルコニアクラウンでは色調調整することで審美性が高められている。

　着色液（内部ステイン）は、切削加工後・焼結前に塗布または浸漬して乾燥させ、焼結することで着色が可能である。これにはさまざまな金属イオンが用いられており、それら金属イオンがジルコニア結晶中に存在するため、ジルコニアの性質に影響を及ぼす可能性があることに注意が必要である。

　最終焼結したジルコニア表面に薄いガラス層を形成して色調調整および光沢の付与を行うこともある。色調調整が目的の場合は表面ステイン、光沢付与が目的の場合はグレーズとなる。これらを表面に塗布して乾燥後、焼成する。

　焼成条件は各製品によって異なるため注意が必要である。焼成によって形成された焼成膜はガラスであり、ジルコニアと比較するときわめて強さの小さいものとなる。そのため、咬合面への使用を避けるなど、症例によって適用部位を慎重に検討する必要がある。

おわりに

　機械的性質の優れるジルコニアではあるが、セラミックスの一種であり、脆性破壊が生じる可能性を忘れてはならない。そのため、十分な厚みを確保した設計となるように考慮する必要がある。

　また、ジルコニアの種類によってもその強さが異なってくるため、慎重に材料を選択する必要があると考えられる。

2-6 マテリアルの選択 ⑥ポリマー浸潤型ガラスセラミックス (VITA ENAMIC®)

解説 井上高暢（関東甲信越支部／こばやし歯科クリニック）

VITA ENAMIC®を代表とするハイブリッドセラミックスは、86％の無機セラミックマトリックスと14％の有機ポリマーネットワークから構成される革新的な歯科材料である。長石系セラミックを基材とし、UDMAとTEGDMAレジンが浸透した相互浸透ネットワーク（PICN）構造を有している。その特徴として、従来のオールセラミックスとは異なり焼成工程が不要で、製造プロセスが簡略化されている点があげられる（図1）[1]。

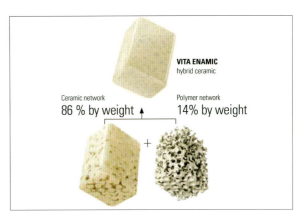

図1 ハイブリッドセラミックスの構造。セラミック構造の中にポリマー構造を浸透させている（参考文献1より引用）。

材料特性

1．機械特性

VITA ENAMIC®は曲げ強度148.7 MPa、破壊靭性1.2〜1.4MPa·m$^{1/2}$、ビッカース硬さ222.4±14.6HV1.0を示す。特に弾性係数は28.1±1.2GPaで人間の象牙質に近似した値を持ち、咬合力の吸収能力に優れている[2]。また、酸性環境下での安定性も高く、96時間の酸性環境（pH1.2〜2.5）曝露後も、曲げ強度と弾性係数は有意な低下を示さなかった[3]。

2．耐摩耗性

6か月間の口腔内使用において、VITA ENAMIC®修復物の総摩耗量は0.38958mm^3、対合歯エナメル質の摩耗量は0.39608mm^{3}であった。これはIPS e.max® CAD修復物（0.272057mm^3）およびその対合歯（0.260643mm^3）と比べると、いずれも高い値を示す。

一方、同じレジンマトリックス系のCerasmart修復物（0.451217mm^3）と比較すると低い数値だが、同対合歯（0.33915mm^3）を比較した場合には依然として高い摩耗量である[4]。

4．審美性

VITA ENAMIC®は天然歯に近似した光学特性を有している。長石系セラミックネットワークによる適度な透明感と光の拡散性に加え、ポリマーネットワークが光の透過性をコントロールすることで、自然な色調再現を可能にしている[5]。

臨床応用範囲

臨床応用範囲は広く、インレー、アンレー、ベニア、クラウンなどの修復物に加え、インプラント上部構造にも使用可能である。特に前歯部では審美性と適度な耐摩耗性のバランスが、臼歯部では咬合力の緩衝効果と長期的な形態安定性が臨床的なメリットとなる[1]。

これらの特性を総合的に評価すると、ハイブリッドセラミックスは従来のセラミックスとコンポジットレジンの中間的な特性を持つ材料として、特に適度な咬合力と審美性が求められる症例において有用な選択肢となる。

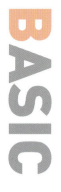

2.7 マテリアルの選択 ⑦ CAD/CAM冠用ブロック

解説 木下英明（関東甲信越支部／池袋きのした歯科・矯正歯科）

CAD/CAM冠の保険収載の変遷

　2014年4月の診療報酬改定により、「歯科用CAD/CAMシステムを用いたハイブリッド型コンポジットレジンブロックから削り出された歯冠補綴」が小臼歯部において保険導入され、特定保険医療材料として承認された（**図1**）。その後、2016年4月の改定では条件付き＊ながら大臼歯にもCAD/CAM冠用材料（Ⅲ）が適応となった。

　2020年9月には「CAD/CAM冠用材料（Ⅳ）」として前歯も保険適用可能に、2022年4月には臼歯に対して隣接歯との接触面を含む窩洞（複雑なもの）に限り「CAD/CAMインレー」の名称で保険適用となった。2023年12月には新しい機能区分「CAD/CAM冠用材料（Ⅴ）」が設けられ、ポリエーテルエーテルケトン（PEEK）製のブロックによるすべての大臼歯の歯冠修復が保険適用可能となり、これによりすべての部位でCAD/CAM冠用材料を用いた歯冠修復が保険適応となった。

　さらに、2024年には東北大学の研究報告[1]において第一大臼歯と第二・第三大臼歯のCAD/CAM冠装着歯の累積生存率は統計学的に同等であり、適応範囲をすべての大臼歯に拡大できることが示唆されたことを踏まえて、CAD/CAM冠用材料（Ⅲ）がすべての第一・第二大臼歯に適応となった。CAD/CAM冠およびCAD/CAMインレーを装着する部位の対側に大臼歯による咬合支持（固定性ブリッジによる咬合支持を含む）があれば適応可能であり、さらには大臼歯部を対象に歯冠部と髄室保持構造を一塊にした歯冠修復物であるエンドクラウン（one-piece endodontic crown）も保険導入された（**図2**）。今後も材料の物性の進化とともに適応範囲が拡大されていくであろう。

CAD/CAM冠用材料の定義

　保険診療においては、CAD/CAM冠に使用できる材料は規定されており、次の定義を満たすものに限定されている。

①薬事法承認または認証上、類別が「歯科材料（2）歯冠材料」であって、一般的名称が「歯科切削加工用レジン材料」であること。

②シリカ微粉末とそれを除いた無機質フィラーの2種類のフィラーの合計が60％以上であり、重合開始剤として過酸化物を用いた加熱重合により製作されたレジンブロックであること（**図3**）。

③1歯相当分の規格であり、複数歯分の製作ができないこと。

④CAD/CAM冠に用いられる材料であること。

また、構成成分および物理的性質により5種類に区分される（**表1**）。

＊上下顎両側の第二大臼歯が全て残存し、左右の咬合支持がある患者に対し、過度な咬合圧が加わらない場合等において、CAD/CAM冠用材料（Ⅲ）を第一大臼歯に使用する場合。

歯科用金属を原因とする金属アレルギーを有する患者において、CAD/CAM冠用材料（Ⅲ）を大臼歯に使用する場合（医科の保険医療機関又は医科歯科併設の医療機関の医師との連携の上で、診療情報提供（診療情報提供料の様式に準ずるもの）に基づく場合に限る）。

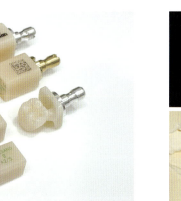

図1 各種 CAD/CAM 冠用レジンブロック。

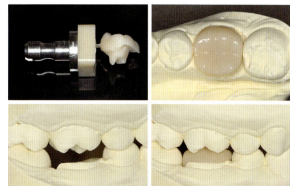

図2 歯冠部と髄室保持構造を一塊にした歯冠修復物であるエンドクラウン。

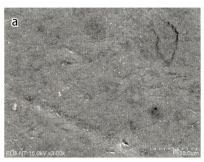
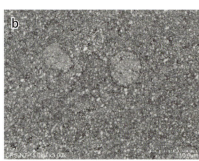
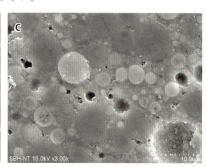

図3 a：トクヤマエステライトブロック、b：GC セラスマート、c：松風ブロック HC の等倍率 SEM 画像。各社フィラーの形状と大きさに特徴があることがわかる。

表1 CAD/CAM 冠用材料の機能区分（藤澤政紀，三浦賞子，藤田崇史．身近な臨床・これからの歯科医のための臨床講座 (151)CAD/CAM 冠による日常臨床の基本と留意点．日歯医会誌 2024;76(12):945-954. より引用）

保険適用機能区分	（Ⅰ）	（Ⅱ）	（Ⅲ）	（Ⅳ）	（Ⅴ）
適用部位	小臼歯	小臼歯	大臼歯	前歯	大臼歯
無機質フィラー（質量分率）	60％以上	60％以上	70％以上	60％以上	17〜25％
ビッカース硬さ	—	55HV0.2 以上	75HV0.2 以上	55HV0.2 以上	25HV0.2 以上
3点曲げ強さ*	—	160MPa 以上	240MPa 以上	160MPa 以上	180MPa 以上
給水量*	—	32μg/mm³ 以下	20μg/mm³ 以下	32μg/mm³ 以下	10μg/mm³ 以下

＊ 32℃水中に 7 日間浸漬後
なお、CAD/CAM 冠用材料（Ⅳ）には下記事項が追加される。
①歯冠長に相当する一辺の長さが 14mm 以上であること。
②シリカ微粉末とそれを除いた無機質フィラーの一次粒子径の最大径が 5μm 以下であること。
③エナメル色（切端部色）とデンティン色（歯頸部色）およびこれらの移行色（中間色）を含む複数の色調を積層した構造であること。

CAD/CAM 冠・PEEK 冠・エンドクラウンの生存率について

　後向きコホート研究とランダム化臨床試験による CAD/CAM 冠の生存率に関係する報告としては、2〜5年経過症例における CAD/CAM 冠の生存率（チッピングや再装着を含む）は 87.9〜97.9％であり、CAD/CAM 冠の材料におけるタイプは生存率に影響しないと報告されている[1,2]。

　PEEK 冠の生存率については、20 症例の最後方臼歯を含む大臼歯（23 装置中 11 装置は最後方大臼歯）に装着し 6 か月間の経過観察を行ったところ、脱離、破折は一例も認めず、咬合接触も維持され、治療法として有効であることが報告されており、装着後 2 年の経過観察でも破折や脱離は認められていない[3]。

　コンポジットレジンによるエンドクラウンの生存率は、2 年以内の経過期間で 66.7〜89.5％、5 年経過では 62.5〜80.0％であり、2 年以内の経過報告ではすべて修復可能と報告されている[4]。

2-8 マテリアルの選択 ⑧PMMA

解説 木下英明（関東甲信越支部／池袋きのした歯科・矯正歯科）

中長期的に口腔内で使用可能なプロビジョナルが製作可能

　切削加工用ポリメチルメタクリレート（PMMA）のおもな用途は、プロビジョナルクラウンやブリッジ、スプリントおよびデンチャーなどである。**表1**に切削加工用のPMMA系材料の組成、用途および特性を示す[1]。

　切削加工用PMMAは、加圧・加熱重合により製造しているため、従来の粉液重合によるPMMAと比較して重合度が高く、気泡は最小限に抑えられている。そのため高い機械的性質を有し、耐変色・着色性、耐摩耗性に優れている。

歯科用CAD/CAMシステムにおけるPMMAの用途

　歯科用CAD/CAMシステムを利用することにより、審美性・物性の高いプロビジョナルレストレーションを効率的に製作することが可能であり、1か月以上の長期的な口腔内での使用の際に適している（**図1、2**）。

　従来の即時重合レジンを用いたテンポラリークラウンと比較して、
- 工場にて加圧・加熱重合して製造されているため、偏りの少ない均一な性質である
- 変色や着色が少ないため、長期のプロビジョナルレストレーションとしての使用に適している
- 表面が滑沢であるため研磨・艶出しが容易に行える
  ➡ プラークが付着しにくく歯周組織の状態も安定しやすい
  ➡ 光沢を維持しやすい
- 耐摩耗性に優れているため、咬合関係が長期にわたっても崩れにくい

といった特徴がある。

　また、切削加工用PMMAにはクリアタイプのもの、歯肉色と歯冠色を有するものがある。クリアタイプを用いることでインプラントのサージカルガイドやスプリント、各種ステントの製作が可能であり（**図3**）、歯肉色と歯冠色を有するものを用いることでCAD/CAMを用いたコピーデンチャーの製作も可能である（**図4**）。

　切削加工用PMMAにはブロックとディスクがある。ディスクのサイズ（高径）は15mm・20mm・25mm・25mm・30mm・35mmがあり、切削加工する対象によって厚みを使い分ける。クラウンやブリッジは15～25mmを、サージカルガイドやデンチャーは25～35mmを使用することで、余剰部分の切削片の発生を抑えた効率的な切削加工が可能である。

　近年ではPMMAの他にポリカーボネートを用いたディスクも販売されている。ポリカーボネートはPMMAに比べて耐衝撃性・耐摩耗性に優れており、吸水性も低い。

表1 CAD/CAM用レジン系材料の特性比較（メーカー公示値から一部抜粋）

組成分類	用途	製品名	曲げ強さ (MPa)	弾性係数 (GPa)	硬さ (VHN)	密度 (g/cm³)	特徴
アクリルレジン	鋳造・圧入原型	ZENOTEC PMMA Cast	105	3.3	–	1.19	軟化温度 103℃
		IPS AcryCAD	–	–	–	1.18	軟化温度 100℃、熱分解＞150℃
		VITA CAD-Waxx	–	–	–	1.18	–
		ceramill PMMA	–	–	–	1.19	軟化温度 102℃、熱分解＞250℃
		CopraTemp	–	3.3	–	1.19	–
	スプリント	ceramill Splintec	96.6	2.773	–		吸水率 6.5μg/mm³
	暫間クラウン	Cercon Base PMMA	＞65	＞2.0	–	1.19	吸水率 40μg/mm³ 以下
		ZENOTEC Pro Fix	97	2.4	–	–	引張強さ 80MPa、吸水率 32μg/mm³ 以下
		Telio CAD	130	3.2±0.3	–	–	吸水率 28μg/mm³ 以下
		ceramill Temp	97	2.773	–	1.2	吸水率 27μg/mm³
		CopraTemp	113	2.771	25.3	–	吸水率 20.3～22.7μg/mm³
		artBlocTemp	93	2.68	26.6	–	–
		ZirluxTemp,Temp Multi	＞100	–	–	–	–
	義歯床	M-PM Disc	91.5	2.773	–	1.19	吸水率 26.5μg/mm³
		Polident Pink CAD/CAM disc	114	2.771	26.6	–	残留モノマー＜1％
		AvaDent CAD/CAD denture base	–	–	–	–	–
		VITAVIONIC Base	–	–	–	–	–
		IvoBase CAD	–	–	–	–	人工歯用 SR Vivadent CAD との組み合わせ

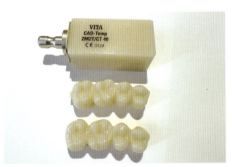

図1 PMMA レジンブロックから削り出されたブリッジのプロビジョナルレストレーション。3～4歯程度のブリッジまで製作可能である。

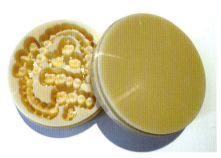

図2 PMMA レジンディスクを用いることで、1歯からフルマウスまでのロングスパンのプロビジョナルレストレーションまでブロックよりも低コストに製作できる。

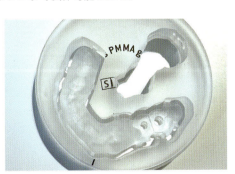

図3 クリアタイプの PMMA ディスクを用いて製作されたインプラント用のサージカルガイド。ここにガイドスリーブと呼ばれるチューブが埋め込まれる。

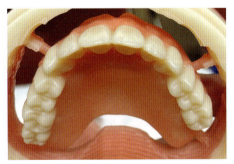

図4 異なる色と素材の2層構造の PMMA ディスクを切削加工して製作されたデジタルデンチャー。

BASIC

3-1 防湿 ①なぜ防湿が必要なのか

解説 中井巳智代（関東甲信越支部／なかい歯科クリニック）
蕭 敬意（関東甲信越支部／太洋歯科クリニック）

CAD/CAM 臨床における防湿の必要性

近年は接着歯学の発展により、化学的接着を主体とした修復処置が主流となっている。エビデンスに基づいた接着の臨床プロトコルが確立し、研究者と歯科材料メーカーのたゆまぬ努力の成果によりさまざまな接着材が生み出された。しかし実際の臨床現場では一定の湿度や温度ではない場合が多く、そもそも口腔内は常に湿潤状態であることから、接着を行う上できわめて不利な環境である。このような環境下であっても、我々臨床家は常に接着の品質と耐久性を確保するために、接着に適した環境を整備しなければならない[1, 2]。

CAD/CAM 臨床における接着においても、コンポジットレジン修復処置と同様に、以下の点から防湿は重要なステップである。

1）接着材の性能維持

接着材は湿気に敏感であり、湿度が高いと材料が劣化し、接着強度が低下する。防湿することで最適な状態で硬化し、強固な接着となる。

2）接着面の清浄化

接着面に唾液や血液が付着すると接着効果が減少する。防湿により接着面が清潔に保たれ、接着材と歯のぬれがよくなり、修復物にしっかりと接着する。

3）適切な硬化

湿度が高いと、接着材の硬化反応が不完全になることがある。防湿により接着材が均一に硬化し、長期にわたる耐久性が確保される。

4）歯質の保護

象牙細管の封鎖を目的とするイミディエイトデンティンシーリングを防湿下で行うことで歯質が保護され、最適な接着が可能となり、術後疼痛や術後性知覚過敏も防ぐことができる。

防湿法の選択

日本の年平均相対湿度は71.06%で、平均すると秋冬は50〜60%だが、夏場になると最高で75%に到達する日もある。あらゆる研究や実験、検証現場では、一定の温度・湿度を保った環境下（22〜23℃、50%前後）で行われることが通常であることを考えると、簡易防湿では防湿をしていないに等しいといえる（図1、2）。

現在のところ、ラバーダム防湿がもっとも有効な防湿法とされている。複数歯を露出する場合はやや湿度が高くなる傾向にあるため、やや厚めのシートを選択し、ラバーダムテンプレートを用いて適切な位置へ穿孔することが望ましい（図3）。

ただし、嘔吐反射、開口量といった患者側の生理的・機能的な問題や、クラウン装着時のマージン位置によっては、ラバーダム防湿を適用できないこともある。そのような場合は、多機能バキュームチップZOO（図4）を状況に応じて選択し、最適な防湿環境を構築することが大切である。

CAD/CAM 臨床では、診査・診断から装着するまでの誤差を最小限にすることが可能となったものの、口腔内への修復物装着の段階におけるテクニカルエラーにより、修復物の脱離、破折、装着後の疼痛などのトラブルが生じてしまうおそれがある。今一度、接着を支える防湿の重要性を見直し、トラブルの軽減につなげていただきたい。

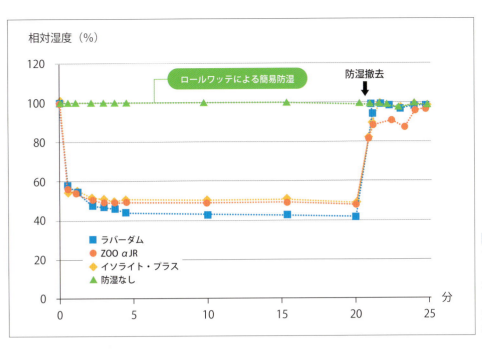

図1 防湿法の比較。ラバーダム防湿法がもっとも優れていることがわかる。ロールワッテによる簡易防湿はほとんど防湿していないに等しい（参考文献3より引用改変）。

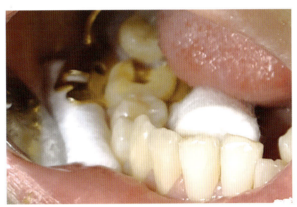

図2 ロールワッテによる簡易防湿。接着臨床においては防湿には値しない方法である。

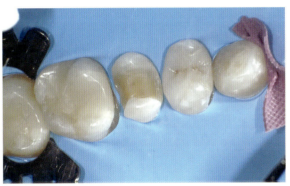

図3 複数歯に対するラバーダム防湿の適用例。複数歯を露出する場合は、穿孔部と歯頸部の密着性をよくするために厚手のシートを使用し、適正な位置に穿孔する。

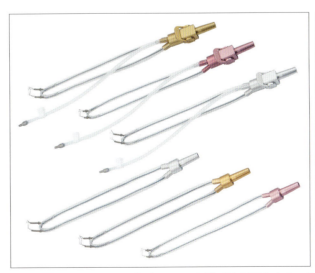

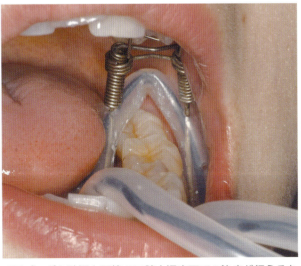

図4 C-ZOO α（アプト）。ZOOと排唾管を駆使することでラバーダム防湿と同等の口腔内湿度下での治療が行えるため、CAD/CAM治療の質が飛躍的に向上する。バキュームコネクターのコントローラーで吸引力を無段階に調節することができ、治療部位への唾液の付着を防ぐことができる。また付属するバネ部のコイルスプリングの高さが3段階あり、開口し続ける患者の苦痛を軽減することができる。

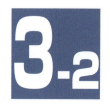

3-2 防湿 ②ラバーダム防湿

解説 中井巳智代（関東甲信越支部／なかい歯科クリニック）

ラバーダム防湿のメリット

　可及的に口腔内の湿度を下げ、歯面の清浄を保つことは、接着を成功に導くために大変重要な要素である。とりわけラバーダムによる防湿はもっとも防湿力が高く、信頼性のある方法といえる。
　ラバーダム防湿は以下に示すメリットがある。
　①唾液や呼気による術野の湿潤・感染予防
　②歯肉の排除
　③歯肉溝滲出液による術野感染の予防
　④切削片・金属片などの誤飲・誤嚥・残留の予防
　⑤器具・補綴装置の誤飲・誤嚥予防
　⑥切削器具による口腔軟組織の傷害予防
　⑦薬液の漏出による粘膜の損傷予防
　日本歯内療法学会（JEA）の調査によると、ラバーダムの使用状況はJEA会員群の51.5％および専門医群の60％が「必ずする」と回答したのに対し、JEA非会員群では14.1％と低い割合であった。他の治療も含め、一般開業医全体では「時々使っている」を含めても10％に満たないのが実情のようである。
　一方、「希望しない」患者は2％程度といわれ、実際は「ラバーダムをして欲しい」と希望する患者が多いようである。最近では、インターネットやSNSにて「ラバーダムを使用している」をキーワードに歯科医院を検索する患者も多いと聞く。歯科治療の安全性や治療精度を求める際の基準になっている可能性がある。
　他の防湿法と比較しても、患者側の不快感が少なくコストも安価であることがラバーダム防湿の特徴の1つである。確実な手技をマスターすれば必ず臨床の強みとなる方法といえよう。

ラバーダムの使用器具・器材

　ここでは、一般的なラバーダムキットや材料、そして日本臨床歯科CADCAM学会のCCC（CAD/CAM Clinical Course）で推奨しているセットなどを紹介する。

1）ラバーダム基本セット

　ラバーダム基本セットとして、次の5つは必ず最初に揃える必要がある（図1）。
　・フォーセップス
　・フレーム
　・クランプ
　・ラバーダムシート
　・ラバーダムパンチ
　YDMのラバーダムキットは高価だが、クランプ以外はよほどのことがないかぎり一生使用できる。

2）フォーセップス

　クランプフォーセップスYS型（YDM）はクランプを掛ける際の着脱がしやすい。

3）フレーム

　フレームには多くの種類があり、オプトラダム・メタルフレーム・樹脂製の折りたたみフレームがよく用いられている。
　樹脂製の折りたたみフレームは、ラバーダムを装着しながらでもフレームを折って口腔内の唾液を吸引できるだけでなく、デンタルエックス線写真撮影の際にも非常に便利である。

4）クランプ

　クランプは多くの種類があり、どのクランプを

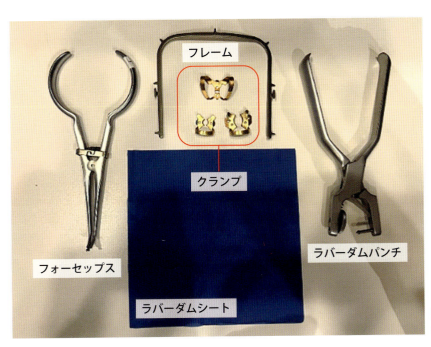

図1 ラバーダム防湿を行う上で最低限揃えておくべき基本セット。

どれだけ揃えればよいのか苦慮することが多い。当学会では、YDMの211（前歯・全歯用）・207（上下顎小臼歯用）もしくはデンタックの202（上下顎大臼歯用）を推奨している。

追加するならば、207ディスタルクランプ（デンテック）とソフトクランプ（Kerr）を推奨する。207ディスタルクランプは、スプリングが遠心に倒れているため、遠心部の形成時に非常に便利である。一方ソフトクランプは、当たりが柔らかく比較的歯肉を傷つけにくいという特徴がある。

5）ラバーダムシート

ラバーダムシートは各社からさまざまな製品が販売されているが、選択時はコストだけでなく、見やすさ（色）、厚さ（複数歯にラバーダムをかける際にはある程度の厚みが必要である）、伸びなどの使い勝手も考慮したい。ラテックスアレルギーなどの既往がある患者や術者への配慮として、ノンラテックスのものも販売されている。

なお、古くなったラバーダムシートは素材が劣化し、パンチング時に切れやすくなっているため、できれば新しいものを使用することが望ましい。

6）ラバーダムパンチ

劣悪な製品や長く使用したラバーダムパンチでは、切れ味が悪く、シャープに穿孔できず切れ端がくっついた状態になることがあり、無理に引きちぎろうとするとシートが裂けてしまう。シートを穿孔させる刃部だけは定期的に交換することも考慮しておきたい。

なお、ラバーダムパンチ スプリングクロー（Ciメディカル）は、パンチングの切れがよく、シャープに穴を開けることができる。

7）ラバーダムテンプレート

複数歯にラバーダムをかける際、ラバーダムテンプレートは必需品である。辻本真規先生（福岡県開業）デザインのMTかんたんラバーダムテンプレート（モクダ）は、適正な位置にすばやくパンチングが施せ、正しくラバーダムをかけることができる。

ラバーダムの装着法

クランプ、フレーム、フォーセップス、ラバーダムパンチ、充填器または短針、ワックス付きデンタルフロス、シーリング材・ラバーダムシートを準備する。

1）コンタクトの調整

ラバーダムをかける歯の両隣在歯とのコンタクトを確認する。デンタルフロスやコンタクトゲージなどでコンタクトの情報を確認し、コンタクト

41

表1 有翼クランプと無翼クランプのメリットとデメリット

	有翼クランプ	無翼クランプ
メリット	・大きい分、頬舌側に作業野を確保しやすい。 ・保持力が高い。 ・シートを隣接面に入れやすい。 ・シートの扱いが簡単。	・上顎第二大臼歯など、筋突起にクランプが当たってしまう場合や、口腔前庭が狭い部位には頬舌的に小さいので有用。 ・患歯が見やすい。
デメリット	・装着時に患歯が見えにくい。 ・上顎第二大臼歯など、部位によっては装着が困難で、開口量が制限される。	・シートが隣接面に入りづらい。 ・装着時に展開方向を間違えるとシートがねじれやすい。

がきつければ、あらかじめ通りやすくしておく。「コンタクトがきつい場合はシートが通りにくい」と認識しておくとよい。

デンタルフロスが通過しない理由として「実は連結冠だった」ということがあるため、最初に既存の補綴装置にスライスカットを入れておくか、シートの穴を連続的に開けておく必要がある。

2）クランプの選択

クランプは、ラバーダムのかけかたによって翼の有無を選択する（**表1**）。さらに、前歯部、小臼歯部、大臼歯部、その他乳歯用などに分類されているが、歯の形態、大きさ（近遠心幅径）をよく観察した上で選択することが大切である。特に歯を把持する部分（ビーク）が歯の近遠心幅径より大きく、装着時に緩みがあると、しっかりと患歯を保持できずにガタついてしまうため注意したい。小臼歯部用、大臼歯部用などにとらわれることなく、実際のフィット感を優先し、しっかりと患歯を保持できるクランプを選択することが大切である。

なお、一見同じような形状、型番であっても、メーカーによってはビーク部分の歯頸部に入り込む角度が異なるものがある。角度がついているもののほうが把持力は高くなるが、歯肉に食い込み痛みを訴える患者もいるため、歯の最大豊隆部の形状や近遠心幅径などをよく観察して選択する。

3）穴を開ける

不慣れなうちは、きちんとテンプレートを使用して、正確かつ適正な位置に穴を開けることが大事である。不適切な位置では、フレームが当たって患者の装着感が悪くなるばかりか、隙間から薬液が口腔内に漏れる原因にもなる。

4）ラバーダムシートの装着
①スタンダード法

スタンダード法は、クランプの翼の有無でやや手技が異なる。

STEP 1：クランプを試適する
STEP 2：クランプをシートに装着する（翼の有無で装着方法は異なる）
STEP 3：フォーセップスで患歯にしっかりと装着する
STEP 4：（翼あり）シートをしっかりと伸展させ、フレームの四隅に固定する
（翼なし）パラシュートのようになっているシートを翻転し、よじれのないよう意識してテンションをかける
STEP 5：翼ありのクランプは翼部から、充填器などを用いてシートを外して微調整する

② All in one technique

All in one technique は、あらかじめシートにクランプを装着し、フレームにかけた状態のものを、1アクションで患者の口腔内に装着する方法である（**図2**）。クランプのサイズが概ねわかっている場合などは、1回の動作で患歯にクランプ装着からフレーム装着までができるため、時間短縮になる。またアシスタントサイドで準備しておけるため、施術時の手間が省ける。

シートはあまり緊張させずフレームの四隅のフックにかけるだけにし、少し緩みをもたせると装着しやすくなる。

最後のシートの調整では、大臼歯部ではテンションがかかり過ぎ、歯とシートの間に隙間が生じてしまうことがあるので注意する。

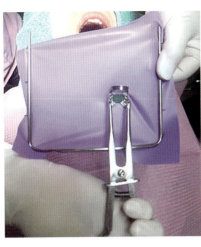
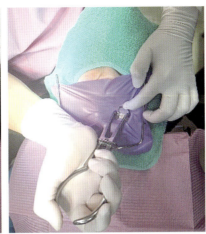

図2 All in one technique はすばやく装着でき、時短につながる。

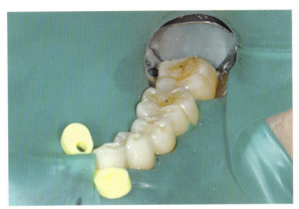

図3a シリコーンウェッジ（フィード）を用いて固定する方法。

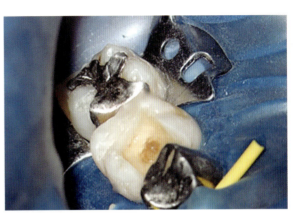

図3b ラテックスデンタルダム（フィード）を用いて固定する方法。

③複数歯の防湿法

複数歯にラバーダム防湿を行う際は、パンチング時にテンプレートを用いて一歯ずつ分離して穴を開けていく方法（連続防湿法）と、連続して穴を開け複数歯に1回でシートを通す方法（スプリットダム法）がある。

連続防湿法は少し手間がかかるが、一歯ごとに隙間なくシートが装着できる。一方スプリットダム法は連続して開けた一塊の穴を複数歯全体に通すため患歯にクランプがかけられなくても可能な方法だが、隙間ができやすいのがデメリットである。隙間ができた場合は、シーリング材などで隙間を充填する。

穴の開けかた以外の手技はほぼ同じであるため、ここでは連続防湿法の手順について解説する。

STEP 1：テンプレートを用いて適正な位置に穴を開ける。
STEP 2：最後方歯にクランプを装着する。
STEP 3：近心に向かって、一歯ずつ引っ張りながらシートを通す。
STEP 4：最前方歯に、スプリング部分が近心になる向き（逆向き）でクランプを装着し、しっかりと保持する。
STEP 5：隣接面にデンタルフロスを通し、しっかりと固定する。
STEP 6：フレームにテンションをかけてシートを進展させ微調整を行う。テンションをかけ過ぎると隙間ができるので注意する。

クランプの代わりにデンタルフロスで結紮したり、シリコーンウェッジや、ウェッジの代わりにラバーフロスや不要なシートなどを切断して使用したりすることもできる（図3）。

複数歯のラバーダム防湿は難易度が高く、多少手間がかかる作業ではあるが、適切な防湿を行うためには必要なテクニックであるため、ぜひ習得してほしい。

5）ラバーダムシートの整理（ダムを作る）

最後に、ラバーダムシートにたるみがないように修正する。全体的にシートをしっかりと張り、

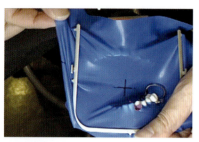
図4a フレームの中央から上部のフックに向かってシートを引き上げる。

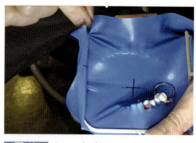
図4b シートをフックにかけてしっかり固定する。

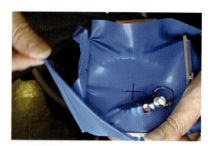
図4c 下に垂れたシートも引き上げる。

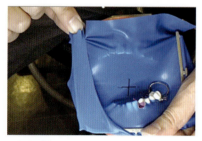
図4d 上部の角に引っかけて固定する。

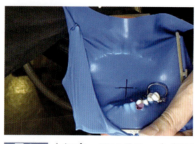
図4e 上に余っているシートを下方に向かって引き下げる。

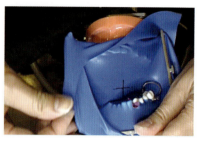
図4f 下の角に引っかけて固定する。

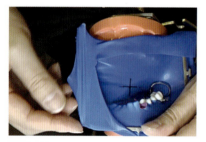
図4g ダム状になったシート。

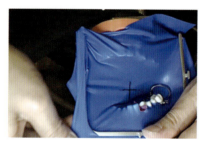
図4h 内側に張り出した部分を展開してフレームの下の角に引っかけることでラバーダムが完成する。

シートの端を整理して、水や薬液などが口腔外へ漏れないようにダムを作る。

　まずシートの中央を上に引っ張り上げ、フレームにかける。垂れ下がったシートもフレームの上の隅にかける。次に上側に垂れたシートをフレームの下の隅にテンションをかけながら引っかける。上側に残ったシートを折り返し、内側のシートを折り返せば、ダムが完成する（**図4**）。この動作は「上上下下」と覚えるとよい。

＊　＊　＊

　接着の臨床において、ラバーダム防湿法は現状もっとも有効な防湿法であるといえるが、適正な器具の選択や手技を身につけることが重要である。またラバーダム防湿をしていたとしても、完全なる防湿下にあると油断せず、アシスタントと共働し、バキュームや排唾管を用いたこまめな吸引なども忘れてはならない。嚥下に問題があったり、よくむせてしまったりする患者への対応として、あえて吸引口を設けるためにフレームの位置をずらす方法もある。

　適正に装着されたラバーダムであれば患者は快適であり、術者も安心して治療が施すことができる。確実なラバーダム防湿のテクニックを身につけ、CAD/CAM臨床の成功につなげていただきたい。

COLUMN

CCCを受講しませんか？

解説 小室 暁（本部／小室歯科・矯正歯科 近鉄あべのハルカス診療所）

1. CCCとは

CCC（CAD/CAM Clinical Course）は、臨床上必要な基本的知識、CADソフトウェアや切削加工機の扱いかたなどを学ぶコースです。内容は、総論、マテリアル、防湿、ラバーダム、接着、研磨など共通する事項の講義と、実際の模型を使用した実習を組み合わせています。特にIOSやソフトウェアの取り扱いは、さまざまな機種について総論的に学べるようにしています。CCCを受講すれば、CAD/CAM修復による基本的な治療技術を習得することができるでしょう。

2024年現在、きたみち歯科（兵庫県姫路市）と関東の会場にて年2回開催しています。きたみち歯科でのCCCでは北海道・東北・関東甲信越のサテライト会場を結び、メイン会場での講義を聞きながらサテライト会場にて講師による充実した実習ができるよう工夫しています。今後はサテライト会場を九州や東海にも広げる予定です。各会場の受講者数は10名程度で、講師による懇切丁寧なサポートを受けることができます（図A）。

2. アドバンスコースも開催

近年のCAD/CAM診療は、IOSを使用して補綴装置を製作するだけでなく、さまざまな用途で使用されるようになりました。そこで即日修復を深掘りするコース、デジタル矯正治療を学ぶコース、CAD/CAM用の形成を勉強するコース、ガラスセラミックスのステイニングを極めるコースなど、さまざまなコースを不定期に開催しています。

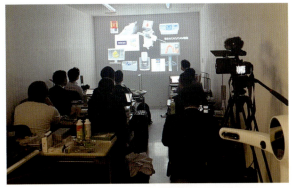
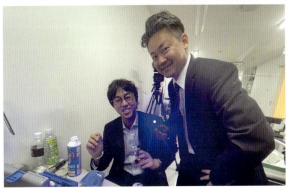

図A CCCでのレクチャーと実習のようす。少人数ならではの丁寧な指導を心がけています。

3. 詳細はHPなどをチェック！

CCCとアドバンスコースはそれぞれ単独で行われるものではなく、相互補完される形で開催されており、ぜひ両方を受講することが望ましいと考えています。

開催スケジュールはHP、会員メール、SNSにて随時アップしていますので、まずは下記QRコードからHPにアクセスください。皆さんのアクセスをお待ちしています。

一般社団法人 日本臨床歯科CADCAM学会
学術大会・セミナー案内ホームページ
学術大会やセミナー、支部会、各種イベントの案内を紹介しています。

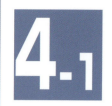

4-1 前処置 ①イミディエイトデンティンシーリング（IDS）法

解説 寺村 俊（関西支部／草津駅前デンタルクリニック）

セラミック修復に必要なデンティンシーリング

イミディエイトデンティンシーリング法（Immediate Dentin Sealing：IDS法／図1）とは、う蝕治療時に用いられ、露出した象牙質の汚染保護と接着の観点から、歯と化学的に結合できるレジン材料などを用いて歯質や神経を保護するとともに、接着力の向上を目的とする前処置の1つである。

IDS法と後述するディープマージンエレベーション（DME）の併用により歯の切削量を最小限に抑えることが可能になるほか、点状露髄した場合であっても歯髄を保存でき、セラミック修復後の術後性知覚過敏や不快症状を軽減することができる。

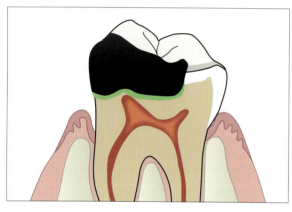

図1 IDS法（緑色の部分）。レジンコーティング部のメリットとして以下の4点がある。
- IDS法によりボンディング材が酸素に触れず重合率が上がる。
- セラミック修復物セット時の光照射によりさらに重合が促進され、初期接着強さが向上する。
- 気泡混入時の未重合層の影響を抑制する。
- 初期接着強さの向上、すなわち破折、脱離の防止につながる。

象牙質う蝕と接着の関係

歯髄を保護するためには、う蝕が象牙質に達しないように、日頃のセルフケアによる予防や、MIに基づく修復治療を行い、少しでも歯質を守ることが大切である。しかし、う蝕によってエナメル質が崩壊し、象牙質が露出してしまうと、象牙質がう蝕により侵される。その場合、う蝕の象牙質部分を除去した後、象牙質の表面に樹脂を含浸させること（デンティンシーリング）で修復材料との接着を向上させると同時に、術後の疼痛や不快症状の軽減、う蝕の再発をも予防する。

樹脂を含浸させるには、まず象牙質の表面を軽く脱灰する必要がある（図2a）。セルフエッチングプライマーによる場合、この脱灰処理により表面の汚れ（スミヤー層）が除去されることで象牙質の表面から無機成分が取り除かれ、その結果、微細な凸凹面のコラーゲン線維が浮き出てくると同時にプライマーが浸透する（図2b、c）。

この層だけでは不安定なため、次にボンディング操作を行う。それによりレジンモノマーを浸透・拡散させ、重合させることで象牙質の構造を再構築し、樹脂含浸層が表面に生成される（図2d）。つまり、脱灰された象牙質部分およびその下層の健全な象牙質の一部にレジンモノマーを十分に浸透させて重合させ、象牙質と複合体を形成することが重要であり、これがその後のレジンによるデンティンシーリングを確実に成功に導く。

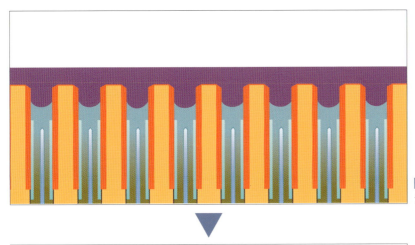

図2a 象牙質の表面。紫色の部分がスミヤー層。

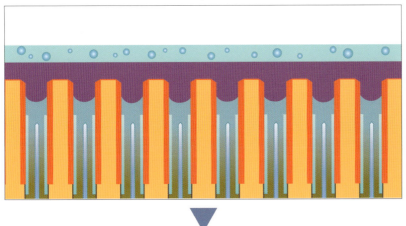

図2b セルフエッチングプライマーによりスミヤー層からカルシウムが遊離し中和されることで、水分中にスミヤー層が分離してくる。

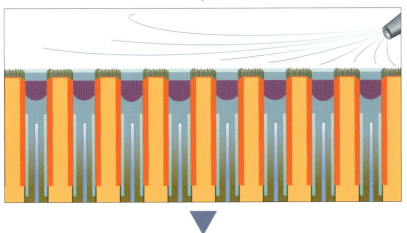

図2c エアブローにより水分を吹き飛ばすことでコラーゲン線維が露出し、同時にプライマーが浸透する。

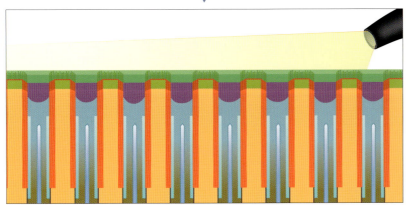

図2d ボンディング処理を行うことでコラーゲン線維にレジンモノマーが浸透し、光照射によって樹脂含浸層が生成される。

図2 樹脂含浸層生成のステップ。

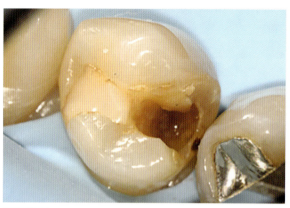

図3a インレー除去時の二次う蝕。

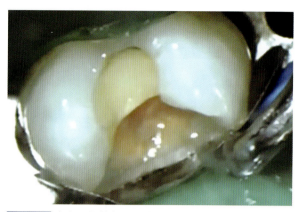

図3b 完全にう蝕部分を除去した。

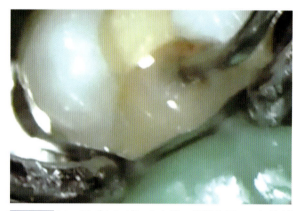

図3c フロアブルレジンの充填。短針を用いて気泡が入らないように歯面になじませる。フロアブルレジンは気泡の混入が少ない操作性に優れているハイフローの使用を推奨する。

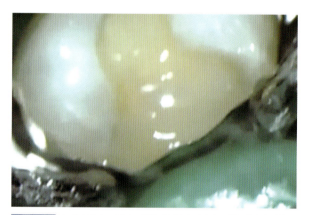

図3d セルフエッチングシステムとフロアブルレジンを使用してデンティンシーリングを行った。

臨床術式

インレーが装着されていた歯に二次う蝕（図3a）を認めた。メタルインレー除去後、裏層材およびう蝕部分を除去した（図3b）。

そして、2ステップセルフエッチングシステム（クリアフィル®メガボンド®／クラレノリタケデンタル）とフロアブルレジン（クリアフィル®マジェスティ®LVハイフロー／クラレノリタケデンタル）を使用して、デンティンシーリング（レジンコーティング）を行った（図3c、d）。

IDS法のまとめ

セラミック修復後に、まれに痛くて噛めないことがある。原因は防湿の問題や接着の問題などが考えられ、具体的には接着性レジンセメントに気泡が混入することによるセメントの未重合や、口腔内の温度による気泡の膨張収縮による刺激により、疼痛や不快症状が起こることがある。デンティンシーリングによる象牙質の保護と接着力の向上は、これらの問題解決に寄与すると考えられる。

4-2 前処置 ②ディープマージンエレベーション（DME）

解説 池田祐一（本部／池田歯科診療所）

ディープマージンエレベーション（DME）とは

ディープマージンエレベーション（Deep Margin Elevation：DME）は、歯肉縁下にう蝕などによる欠損のある歯の歯頸部マージンを歯肉縁上位置へ直接修復物で移動・再設定することで、ラバーダム防湿、印象採得、間接修復物の接着を容易にする治療法である（図1）。

DMEは1997年にDietschi、Spreaficoらにより Cervical Margin Relocationとして提唱[1]され、2012年にMagne、SpreaficoらによりDeep Margin Elevationと改名[2]された。

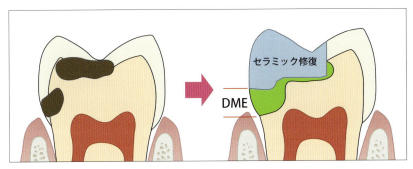

図1 DMEとは、歯肉縁下にう蝕などによる欠損のある歯の歯頸部マージンを、歯肉縁上位置へ直接修復物で移動・再設定することである。

DMEの必要性

DMEの必要性として以下の5つがあげられる
①接着修復において、接着面の防湿は絶対条件となる。完全防湿を担保できない歯肉縁下マージンを歯肉縁上マージンに再設定して防湿処置を施すことにより、確実な接着を行うことができる。
②現在のところ、光学印象による歯肉縁下マージンの印象採得は確実性に欠ける。DMEによって歯肉縁上マージンに再設定することで、正確な印象採得が可能になる。
③歯肉縁下におよぶう蝕罹患部を除去し、歯肉縁上にマージン部を再設定することで、歯の削除量を軽減できる。
④歯肉縁上マージンに再設定することで、接着時の歯肉縁下残留セメントの歯周組織への為害性を回避できる。
⑤長い上皮性付着と短い結合組織性付着による新しい概念の生物学的幅径が得られ、その歯周組織は健康かつ生体に許容されているといわれている[3]。

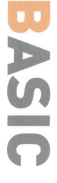

DME時に使用する器具

DME時は、マトリックス、ウェッジ、マトリックス用リングおよびリテーナー、リング用フォーセップスを用いる（図2）。

マトリックスはおもに歯冠形態を付与したものとストレートのものがある。

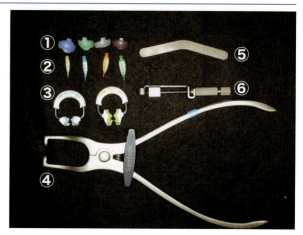

図2 DME時に使用する器具。マトリックス（①、⑤）、ウェッジ（②）、マトリックス用リングおよびリテーナー（③、⑥）、リング用フォーセップス（④）。

DMEの術式

DMEを行うにあたって、
- 適切なマトリックスの選択と配置
- 的確な防湿下における確実な接着

が成功のポイントである。下記に各ステップおよびそのポイントを解説する

①う蝕除去後、ラバーダムなどによる的確な防湿を行う

②マトリックスを選択する

エマージェンスプロファイルを考慮し、
- 歯間部が広く空いている場合：丸くフレアーを描く形態を付与するために図2の①や③
- 歯間部が非常に狭い場合：ストレートに近い形態を付与するために図2の⑤や⑥

のようなマトリックスとリテーナーを選択する。

③マトリックスの試適

マトリックスを試適し、マージン部にマトリックスが適合して隙間がないことを確認する（図3）。頬舌部のウィング部は歯の形態に沿ったものを選択する。この部分が歯から開いていると、リテーナーを装着した際にマトリックスがたわみ、歯頸部マージン部に隙間ができることがあるので注意が必要である。

④ウェッジおよびリテーナーの装着

ウェッジの挿入により、マトリックスの最下点を歯質に密着させる。さらにリテーナーにてマトリックスを歯に適合させると同時に、歯間分離を行う（図4）

⑤歯面清掃・プライミング・ボンディング処理

カタナ®クリーナー（クラレノリタケデンタル）による歯面清掃を行う。十分な乾燥後、メーカーの指示どおりにプライミング処理・ボンディング処理を行う（図5）。

⑥光照射

毛細管現象にて歯肉溝滲出液がマトリックスに沿ってマージン部に上がってこないよう、エアーでマージン部に風圧を加えながら光照射を行う（図6）。

⑦フロアブルレジンの充填

フロアブルレジンをマトリックスと歯質の境目に流し込み、短針などで境界線に馴染ませ気泡が入らないよう充填する（図7）。

⑧積層充填

充填と光照射を繰り返しながら、マージン部が1mm以上歯肉縁上になるまで積層充填を行う（図8、9）。

⑨マージン部の最終調整

ジャンプマージンや凹凸になった部分は、超音波のダイヤモンドチップや、プロフィン用コントラにてEVAチップやストリップスを使用して最終調整を行う（図10）。

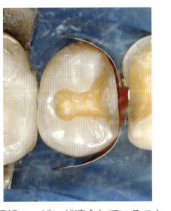

図3 歯頸部マージンが適合していること、頰舌側部のウィングが歯に沿っていることを確認する。

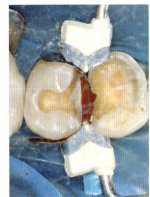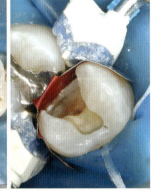

図4 ウェッジ、リテーナーを装着する。

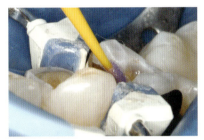

図5 歯面清掃、プライミング、ボンディング処理を行う。

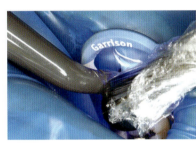

図6 エアーでマージン部に風圧を加えながら光照射する。

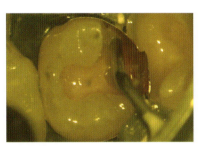

図7 まずフロアブルレジンでマトリックスと歯面の境目を封鎖する。

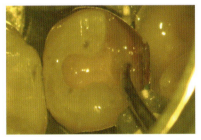

図8 レジンの重合収縮を考慮し1mm以内の薄い層を積層する。

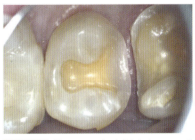

図9 約1mm歯肉縁上にマージンを設定した。

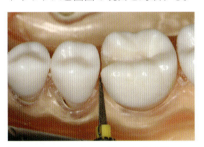

図10 EVAチップにてバリやマージン部の凹凸を修正する。

まとめ

　DMEは限局した歯肉縁下の欠損に対して行う治療法として、クラウンレングスニングや矯正治療などと比較して、低侵襲で患者負担も少ない有効な手段である。まだエビデンスは少ないものの、修復した部位の歯周組織において生物学的幅径を含む歯周組織への悪影響は認められないとの報告[3]もある。一方で、DMEは歯肉縁下という過酷な条件での治療法であるため、治療結果によっては歯周組織の破壊や二次う蝕を起こすことにもなりかねない。

DMEを行うにあたっては、
- 適切な防湿を行うこと
- マトリックスとのマージンの適合性が良好であること
- レジンとセラミックの連続性が良好であること
- エマージェンスプロファイルの適正化
- 歯肉に接するレジンの表面滑沢性が形成されていること

などを踏まえ、1つ1つのステップを確実に行うことが重要となる。

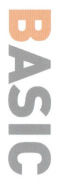

4-3 前処置 ③支台築造

解説 蕭 敬意（関東甲信越支部／太洋歯科クリニック）

セラミック修復における支台築造とは

　長年の間、根管治療後の支台築造においてはメタルコアがスタンダードであった。しかし、メタルコアによる歯根破折の可能性やレジンコアの強度を担保できる材料としてファイバーポストが開発されたことから、現在ではファイバーコアが多く使用されるようになってきている。

　また、メタルへの接着が困難なこと、さらにはファイバーコアは白色であり、透過性の高いセラミックも使用可能であることから、セラミック修復ではファイバーコアが推奨される。

　本稿では、セラミック修復における支台築造について、ファイバーポストを中心に述べたい。

ファイバーポストの形態と性質

　一般的にファイバーポストは、どのメーカー製品でもおよそ長さは約15〜20 mm、直径は約1.0〜1.6 mmで設計されている。形状は、テーパー型と円柱型の2種類が主流である。

　テーパー型は、歯根の形態と相似形に形成することで過剰な健全歯質の切削を防ぐことが可能となり、これに準じて使用できるため、多くのメーカーが取り入れている形状である。一方円柱型は、どの部分であっても内部のファイバーは断裂しておらず、その形状と相まって強度や弾性など物性の均一化に有利である。しかし、根尖付近部ではその太さから過剰な歯質切削を余儀なくされることがあり、形状選択には注意が必要である。色調は、クリアまたは白が主流である。

　また、歯根破折を防ぐために弾性係数は20〜40GPaと象牙質と同程度になるものが多い。なお、ポスト築造体の材料に必要な要素として、強度よりも、歯に対する外傷などの際に歯根ではなく築造体が破壊もしくは脱離するような性質をあわせ持っているほうが歯質保存に繋がると思われる。ファイバーポストはそれを可能にする性質が

あり、ポスト材料としての資質を十分有しているといえる。

　高速道路やビルの耐震補強などでは、既存の建造物に対して外周の引張り強さを向上させることで破壊強度を大きく向上させている。同じ観点から考えると、歯の場合、理想的なファイバーポストのレイアウトは歯の中心部に設置するのではなく、支台歯外周全体に配置するほうが理想的である。しかしながら、実際はその理想形態の追求は難しい。支台築造によって、歯の破折を防止することが難しいのであれば、絶対に破折・脱離しないことを求めるのではなく、いざというときには築造体自体が破折なり脱離なりすることで歯質の犠牲になることが望ましいといえる。破折を完全に回避するのではなく、発想を転換して、水平破折を許容するも垂直破折は完全に回避することを目指せば、再治療できる可能性が広がり、歯根破折に対する対応策も増してくるであろう。

　いずれにしても、根管処置歯の支台築造の臨床ガイドライン（**表1**）[2]を参考に、よりよい補綴処置を行うことを推奨する。

表1 根管処置歯の支台築造の臨床ガイドライン（単独冠支台歯）（参考文献2より引用改変）

クラス	残存壁数*	部位	ポスト	コア	修復物／補綴装置
クラスⅠ	4壁残存	前歯群・臼歯群	設置なし	コンポジットレジン	原則的には種類を選ばないが、臼歯群では咬頭被覆を考慮する
クラスⅡ	3壁残存				
クラスⅢ	2壁残存				
クラスⅣ	1壁残存	前歯群	ファイバーポスト	コンポジットレジン	クラウン
		臼歯群	ファイバーポスト or 金属ポスト	コンポジットレジン or 鋳造金属	アンレー or クラウン
クラスⅤ	0壁残存	前歯群・臼歯群	ファイバーポスト or 金属ポスト	コンポジットレジン or 鋳造金属	クラウン

*残存壁数の判定基準：歯質厚径1mm以上、フィニッシュラインから歯質高径が2mm以上

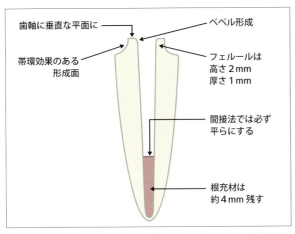

図1 基本的にファイバーポストはフェルールや根充材の長さを考慮し、歯槽骨縁を越えて設置するようにする。

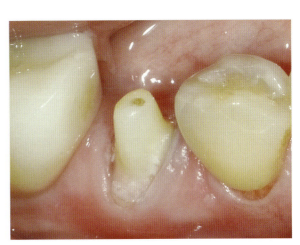

図2 ファイバーコアを用いて直接法で支台築造を行った臨床例。デンティン色なので透過性の高いセラミックにも適用できる。

歯質残存量と支台築造

筆者の臨床的な感覚では、支台のレジン築造において、残存歯質が多ければよりよい予後に繋がっている。もちろん、残存歯質（特にフェルール）の適切な形態も重要である（図1）。

フェルールと歯質厚径はあればあるほどよいが、高径2mmで厚径1mmが2壁以上であれば、ファイバーポストがなくても十分なレジン構造体になる。それ以下であれば、ファイバーポストの使用を推奨する。

セラミック修復における支台築造の最重要ポイント

ファイバーコアの利点は、象牙質とコア材の物理的性質が近いこと、つまり、ポイントは歯質とファイバーコア・コンポジットレジンの"一体化"である。そのためには、いうまでもなく、"接着"が最重要である。他稿でもあるとおり、接着における注意点を守らなければ、すべて机上の空論となることを心に留めておいて欲しい。

5-1 形成 ①メタル修復との比較

解説 佐久間利喜（関東甲信越支部／新栄町歯科医院）

Blackの窩洞形成

　G.V. Black（1836-1915）が1891年に「予防拡大」の論文を発表し、予防拡大の原理と意義を説き、窩洞や窩洞形成に新しい理論導入・体系化とともに歯科保存学の礎を築いた。彼の提唱した窩洞の分類法（Blackの窩洞・5原則）は現在でも広く臨床で使用されている。

　それから130年以上経った現在でも臨床で使用されているこの理論に対して尊敬の念を抱いてはいるが、さまざまなマテリアル、テクノロジーが進化したにもかかわらずそのコンセプトを引きずっていることに対しては不安を感じてしまう。G.V. Blackも予防拡大の論文発表後、当時の学生に対して「諸君の時代には、治療することよりもおそらくは予防医学の時代が来るだろう。う蝕の病因学と病理学を十分研究した時には、系統的な薬物の効用によってう蝕症を退治することができるようになるであろう」と予言していたという[2]。

　アマルガム修復からメタルの鋳造修復へと進歩していった現代歯科学において、CAD/CAM装置とセラミックブロックを使用した接着による間接修復処置が1980年代に開発・臨床応用されてから40年が経過する。我々日本の臨床家もマインドチェンジを行い、患者利益を真剣に考えるべき時期に入ったと思っている。

形成の考えかた

　特にCAD/CAM修復において、我々は前述したBlackの窩洞、あるいは金属修復での形成形態の考えかたをCAD/CAM修復でのデザインへ変更しなければならない。そもそも窩洞形成の5原則（窩洞外形・保持形態・抵抗形態・便宜形態・窩縁形態）は金属と歯の機械的な合着が由来であり、前提として金属の性質（展性・延性）に基づいたものだからである。

　さらに、CAD/CAM修復ではミリングバーの太さを考慮した形成にする必要がある。具体的には、
- 単純化した滑らかな曲線
- 一定の厚み（強度）が担保できる削除量
- ミリングバーがブロックの内側・外側をきちんと削合できる形態

にしなければならない（図1〜4）。

- 線角、点角はすべて丸める。
- 窩洞狭窄部は水平垂直に1.5mm以上確保する。
- マージンはノンベベルのバットジョイントとする。
- 隣接面のボックス部の近遠心的な厚みを1.0〜1.5mm確保する。
- 隣接歯との間に十分なスペースを確保する。
- マージンを対合歯、隣接歯と非接触にする。
- 窩壁に凹凸を残さない。
- スライスカットしない。
- 頬側面溝の形成を十分に行う。
- ボックス形態は曲線化させる。

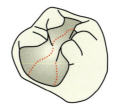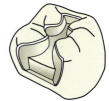

● 左:コンポジットインレー、右:メタルインレー

図1 インレー窩洞形成のポイント[3]（図は参考文献1より引用改変）。

咬合面
- 約1.5mmのガイドグルーブを付与する。
- 頬側、舌側内斜面ともに、咬頭傾斜に沿ってガイドグルーブが平らになるように削合し、滑らかな逆屋根状にする。
- クリアランスは1.5〜2.0mm以上にする。

唇側面または頬側・舌側面
- 頬側面は咬頭側と歯頸側それぞれに咬合面と同様1.0mm弱のガイドグルーブを付与し2面形成する。
- 前歯部では切縁に内側傾斜をつけ削除量を十分にとり、審美性への配慮として唇側3面形成を推奨する。
- 軸面テーパーは片面6°〜10°の範囲に収める。
- 舌側も1.0mm弱のガイドグルーブを付与し、歯軸に沿った形成とする。

隣接面
- 隣接歯を傷つけないことが重要であり、隣接面に歯質が一層残るように軽くバーを通すイメージで形成する。
- 両隣接面のテーパーも片面6°〜10°の範囲に収める。
- 隣在歯と支台歯マージンとの間は150μm以上離さないとスキャンできない。

軸面・辺縁部
- 概形成ができたら、続けて支台歯全周の辺縁形態をディープシャンファーに修正する。
- フィニッシュラインが鋸歯状とならないよう、特に滑らかに仕上げることが大切である。
- 舌側面も頬側面と同様に修正する。
- クリアランスは、軸面で1.5mm以上、辺縁部で約1.0mm以上にする。

隅角部
- 咬合面－軸面部、切縁・舌側－軸面部に鋭利な部分がないように丸みを帯びた形状にする。

削除量の確認
- あらかじめ製作したシリコーンインデックスなどで削除量を確認する。

図2 クラウン形成のポイント[4]。適切なクリアランス、滑沢かつ単純な形態、丸みを持たせた凸隅角部、円滑で明瞭な辺縁形態とフィニッシュラインが求められる。

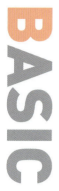

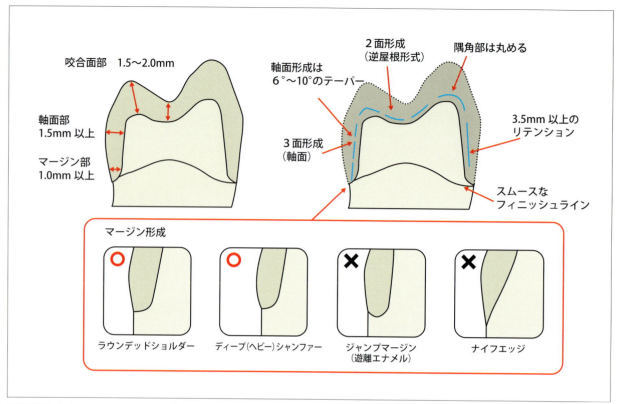

図3　臼歯部クラウン形成のポイント[4]（図は参考文献5を参考に作図）。

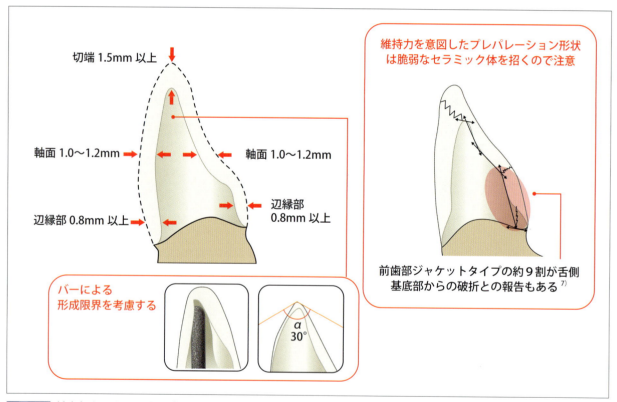

図4　前歯部クラウン形成のポイント[4]（図は参考文献6を参考に作図）。

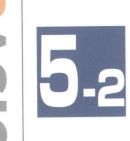

BASIC 5-2 形成 ②形成のポイント

解説 關 利啓（関西支部／新長歯科医院）
田中宏幸（関西支部／ヒロデンタルクリニック）

形成を行うにあたっては、まずセラミックの性質とCAD/CAMの特性を把握することが重要である。これにより、どのような形成が適切かを判断する際の参考にすることができる。

なお前提条件として、各マテリアルの形成プロトコルに従うことを念頭においていただきたい。

セラミックの性質と形成時の注意点

1．セラミックの性質

セラミックは、サポートがない状態で上から力が加わると、その力が引張応力となり、破折しやすい脆い材料である。このセラミックを破折させずに機能させるためには、まず足場を接着してサポートを提供することが重要である（**図1**の①）。また形状をアーチ状にすることで、上からかかる力を圧縮応力に変えることができる（**図1**の②）。圧縮応力に対してはセラミックは強いため、破折を防ぐことができる。この両方の対策を施すことで、セラミックの耐久性を大幅に向上させることができる（**図1**の③）。

2．形成時の注意点

足場となる歯質にセラミック修復物や補綴装置を接着させサポートさせるためには、防湿が必須となる。そのため、形成は基本的に歯肉縁上で行い、どうしても歯肉縁下になる場合でも0.5mm以内に留めるべきである。

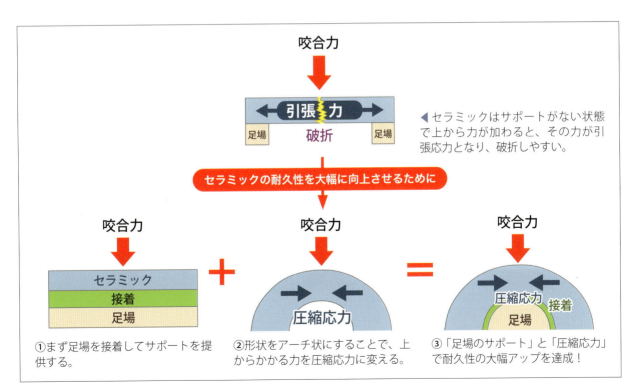

図1 上からかかった力がどのようにセラミックに働くかを示した図。引張応力がかからないようにすること、サポートする足場を接着することが重要であることがわかる。

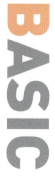

CAD/CAMの特性と形成

形成の善し悪しが影響を与えるステップとしては、光学印象と切削加工があげられる。

1．光学印象と形成の関係

光学印象において失敗を防ぐために形成時に注意すべきポイントとしては、

①ジャンプマージン（Jマージン）（**図2**）
②形成量の過不足（**図3**）
③アンダーカット（**図3**）
④隣在歯との距離がとれていない（**図4**）

といったことがあげられる。

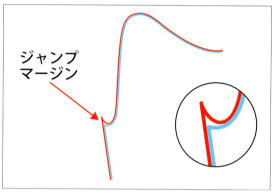

図2a 赤ライン：実際の歯の形状、青ライン：光学印象で撮影された歯の形状。ジャンプマージンがあると光学印象時に突き出た部分がスキャンされず滑られた状態になることがある。

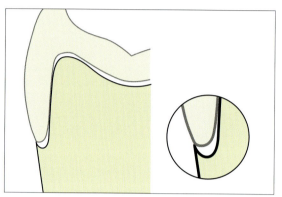

図2b 滑られた状態で製作された修復物や補綴装置は、装着時に修復物や補綴装置が浮き上がる原因となる。

図2 エナメル質の端が一部残っている形成をシャンプマージン（Jマージン）という。

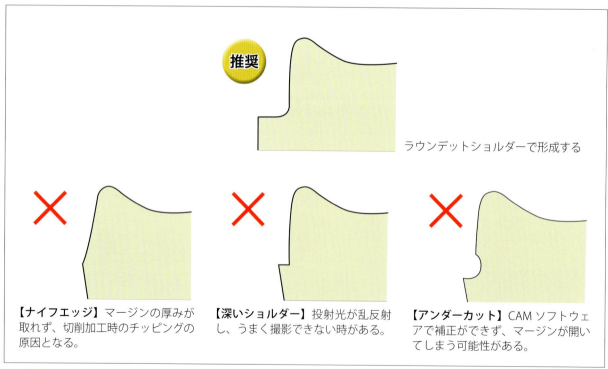

【ナイフエッジ】マージンの厚みが取れず、切削加工時のチッピングの原因となる。

【深いショルダー】投射光が乱反射し、うまく撮影できない時がある。

【アンダーカット】CAMソフトウェアで補正ができず、マージンが開いてしまう可能性がある。

ラウンデットショルダーで形成する

図3 形成はラウンデットショルダーを推奨している。マージンの厚みが取れていないと、切削加工時のチッピングや、修復物・補綴装置の破折を引き起こしてしまう。

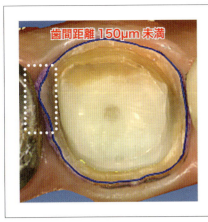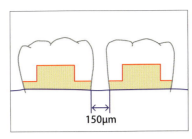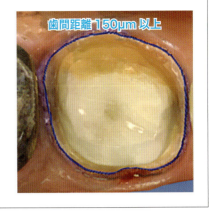

図4 患歯と隣在歯との距離が150μm以上ないと1歯として認識されてしまう。根面形成を行い、隣在歯との距離を確保するようにする。

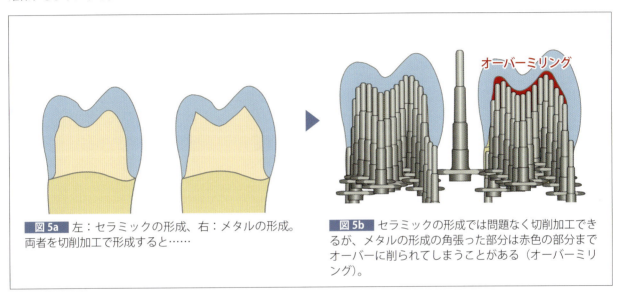

図5a 左：セラミックの形成、右：メタルの形成。両者を切削加工で形成すると……

図5b セラミックの形成では問題なく切削加工できるが、メタルの形成の角張った部分は赤色の部分までオーバーに削られてしまうことがある（オーバーミリング）。

図5 鋭縁があるとオーバーミリングの原因となり、適合不良や強度低下の一因となる。

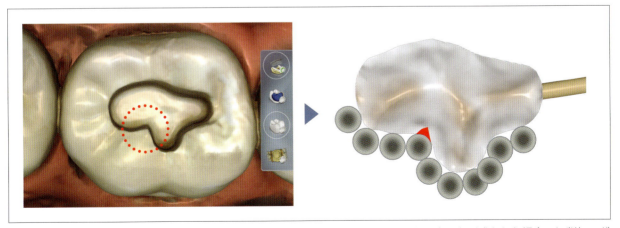

図6 ミリングバーの直径より小さい箇所は削り出すことができない。このように尖った形成をした場合、切削加工がうまくいかず、修復物が正しくフィットしない原因となる。仮に装着できたとしても、尖った箇所に応力が集中し、後々破折の原因となってしまう。

2．切削加工機の特性

切削加工においては、切削加工機が使うバーの特徴を把握しておくことが重要である。バーの直径よりも細い（狭い）部分は切削加工不良が起こる（**図5、6**）。

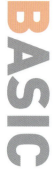

破折を防ぐデザイン・形成量

破折を防ぐには、応力の集中を防ぎ、セラミックをサポートする適切な形成デザインと必要十分な形成量を守ることが必須である。特に隣接面の形成は回転切削器具だけでは難しいので、エアースケーラーに取りつけるCAD/CAM用のチップを最後の形態修正に使用する（**図7**）など、配慮が求められる。

ここでは、いろいろな形態がある内側性窩洞の形成デザインと形成量を取り上げ、理想的な形成を説明する（**図8〜15**）[2、3]。

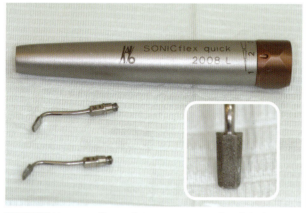
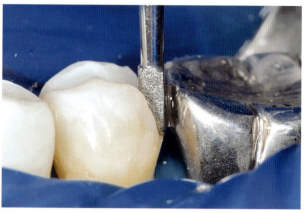

図7 KavoのプレップCAD/CAMチップ。隣在歯に当たる部分にダイアモンドのコーティングがないため、隣在歯を削ることなく理想的な隣接面形態を付与することができる。

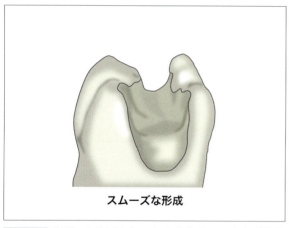

図8 角ばった形成をしてしまうとそこに応力が集中するため、スムーズな丸みを帯びた形状とする（参考文献2より引用改変）。

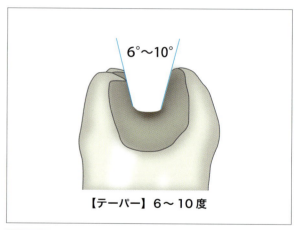

図9 テーパーが大きくなると、セラミック修復物の厚みが薄くなる箇所が生じ、これも破折の原因となる（参考文献2より引用改変）。

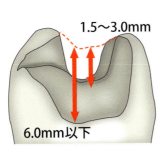

【咬合面の厚み】1.5～3.0mm
【辺縁の厚み】6.0mm以下

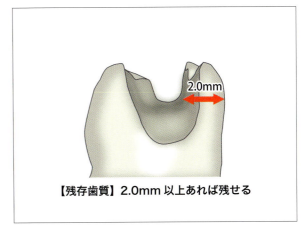

【残存歯質】2.0mm以上あれば残せる

図10 セラミック修復物の厚みが厚すぎる場合、セラミックが端からチッピングを起こしやすくなる（参考文献2より引用改変）。また、接着時に光照射器の光が届かず、接着の強度に影響が出てしまう。そのため、咬合面の厚みは1.5～3.0mm以下、辺縁の厚みは6.0mm以下にする。これ以下になってしまう場合は、コンポジットレジンによる修復を検討する必要がある。一方、これ以上の厚みになる場合は、コンポジットレジンで裏層してセラミック修復物の厚みを調整することが推奨される。

図11 残存歯質の厚みが2.0mm以上であれば、原則としてそのまま残すことができる（参考文献2より引用改変）。しかし、強い咬合力がかかる場合や、残存歯質にヒビが入っている場合など、将来的に残した歯質が破折する可能性が高い場合は、残存歯質を削って被覆したほうがよい場合もある。残存歯質を削って被覆する場合は、
• 窩壁移行部に突然の変化が起らないように
• 窩底に引張応力がかからないように
• エナメル小柱に平行とならないように
注意する必要がある。

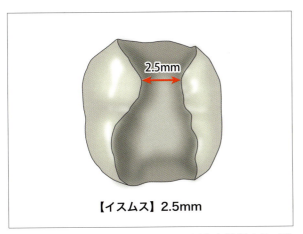

【イスムス】2.5mm

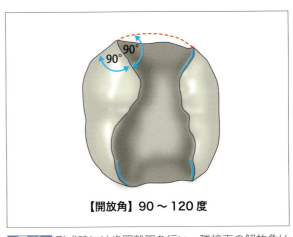

【開放角】90～120度

図12 イスムスの厚みは2.5mm以上を確保する（参考文献2より引用改変）。

図13 形成時には歯間離開を行い、隣接面の解放角は90～120度とする（参考文献2より引用改変）。スライスカットを入れると、薄くなったセラミック修復物がチッピングしてしまう可能性があるため、スライスカットは入れない。

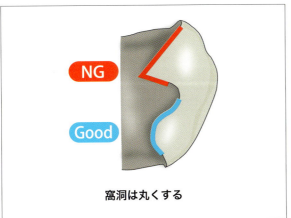

窩洞は丸くする

図14 窩洞は丸く仕上げておく必要がある（参考文献2より引用改変）。尖った部分があると応力が集中し、破折の原因になるだけではなく、切削加工の際に削り出すことが困難になってしまう。

61

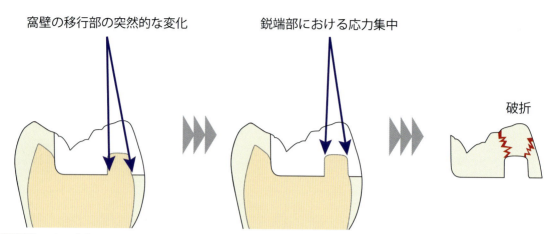

図15a メタル修復で維持が必要な場合のように、窩壁の移行部が突然変化してしまう形成を行うと、鋭縁部に応力が集中し、修復物の破折を引き起こしてしまう。

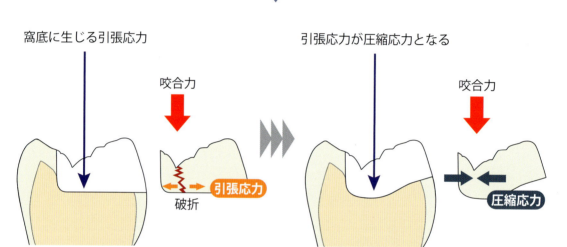

図15b 完全に残存歯質を削って窩底を平坦にしてしまうと、咬合時に修復物に引張応力がかかり、これも修復物の破折を起こしてしまう。そのため修復物が均一の厚みになるように、丸みを帯びた形成をするとよい。

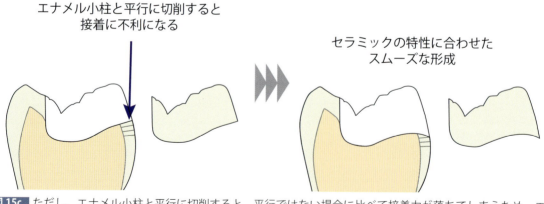

図15c ただし、エナメル小柱と平行に切削すると、平行ではない場合に比べて接着力が落ちてしまうため、エナメル質の部分を少し削るとよい。

図15 残存歯質を咬頭被覆する際の注意事項（図は参考文献3を参考に作図）。

CAD/CAMを使用することで可能な治療方法

1. 最大豊隆部での形成

　セラミックの支台歯形成については前述したとおりだが、歯質が多く残っている場合は、実際に形成する際にかなりの歯質を削る必要があり（**図16**）、特に生活歯の場合は歯髄症状が出る可能性がある。

　CAD/CAMを使用すると即日修復が可能になるため、維持形態をとる必要がない接着性修復の場合、最大豊隆部までの形成にすることで形成量が少なくなり（**図17**）、歯髄症状も出にくくなる。

2. オクルーザルベニア

　さらにマージンラインを上部に設定したオクルーザルベニアと呼ばれる形成方法もある[2, 3]。この方法は、歯質が多く残っているのに失活して抜髄となった場合など、残存歯質を多く残して咬頭被覆をしたい場合に特に有効である（**図18、19**）。

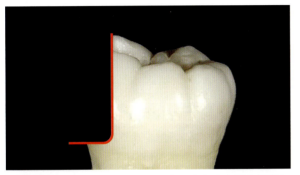

図16 歯肉縁形成を行った場合、大きく歯質を削除しないといけない。

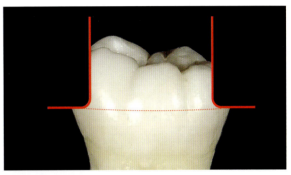

図17 最大豊隆部で形成した場合の形成量。歯肉縁形成の場合と比較して、歯質の削除量をかなり少なくできる。

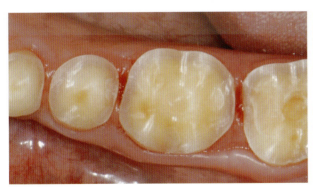

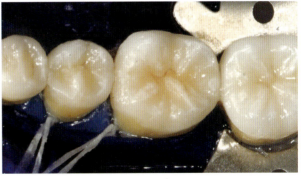

図18 オクルーザルベニアの臨床例（症例は北道敏行先生のご厚意による）。滑らかな面形成のほうが応力が分散される。

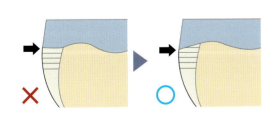

図19a エナメル小柱を斜めにカットするように形成することで、接着力が向上する。

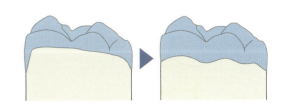

図19b 咬合面はまっすぐに落としてしまうと、修復物に引張応力がかかり破折の原因となるため、咬頭の形に合わせて形成を行う。

図19 オクルーザルベニアの形成。セラミック修復物の厚みが均一になるように丸みを帯びた形成を行う。

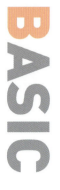

6-1 光学印象 ①光学印象のメリットと仕組み

解説 片山慶祐（関東甲信越支部／片山歯科医院）

　IOSによる光学印象採得は「誰がどう採っても均一なデータを得ることができる」イメージがあるが、そうではない。IOSはデスクトップスキャナーと違い自由度があるため、術者によって得られるデータの質が変化することがわかっている。

　たとえば長時間の光学印象採得は、データ量が多くなるどころか、データの歪み、精度にも影響を及ぼす。また、前歯部は臼歯部に比べて解剖学的特徴が少なく、スティッチング（重ね合わせ）がうまくいかずデータが歪む原因になるため、慎重に印象採得する必要がある。

　IOSでの印象採得では、撮影原理を理解した上で、そのメリットを享受できるよう訓練する必要があることをご理解いただきたい。

IOSのメリット

　IOSによるデジタル印象のメリットは、口腔内から直接得た情報で設計・製作し、精度の高い補綴装置を製作できることにある。間接法のような模型変形の心配がないため適合精度がよく、位置ズレが少ない[1]。

　また、作業模型などを製作する必要がないことにより、材料や作業労力を減じることができる。そしてデータを保存することにより、いつでも口腔内情報の確認や、遠隔地との共有も可能である（図1）。

- 直接口腔内をスキャンするため、従来の模型製作時の寸法変化が起きない
- 模型製作までの流れの中でのヒューマンエラーが起きづらい
- 材料費の削減
- 模型不要によるエコロジー
- （嘔吐反射の強い患者などの）負担軽減
- データ、情報管理がしやすい（模型などの保管場所が必要ない）
- 遠隔地でも情報を共有できる
- 補綴装置や模型など、データがあれば何度でも複製可能
- 術者間での印象精度のばらつきが少ない

図1 アナログ印象に対するIOSによる光学印象のメリット。

IOSのデメリット

　IOSの課題は、機器が高価であることと、現状では歯科医院と提携する歯科技工所の受け入れ態勢が不十分で、受け入れ可能な歯科技工所が限られていることである。

　また、術者の印象採得の不備やミスにより、不適合な補綴装置ができる可能性があるため、十分な知識と技術が必要である（図2）。

- IOSなどの設備費用がかかる
- 症例によっては光学印象の適用が困難なことがある（歯肉縁下の印象など）
- 術者や介助者、院内のチームがデジタルに対する知識や技術を新たに習得しなければならない
- 機械の不具合やインターネット環境に左右される

図2 アナログ印象に対するIOSによる光学印象のデメリット。

光学印象の撮影原理

1）三角測量方式[2]

光源から出たレーザーの反射光を、レンズを通してPSDセンサーやCCDセンサー上で記録する方式である（図3a）。センサー上で常にピントの合った状態を維持するために、出力されるレーザーの光軸とレンズ、センサーの三者がシャインプルーフ条件（Scheimpflug principle）[3]を満たすように設計されている。しかし、いかにピントの合った状態を維持できても、反射してきた光がセンサー上で読み取り可能な明るさにならなければ、正しいデータにはできない（図3b）。金属冠、隣在歯や支台歯軸面などで複雑に二次反射し、本来データとして入手すべき反射光以外の光も、センサー上の違う場所に結像してしまうため、平均化されると違う位置を認識してしまうことがある。さらに、傾斜角度のきつい支台歯軸面やマージンラインなどでは、照射された光が引き延ばされたり、欠けてしまったりするため、正しい位置情報が得られなくなる要因となる。

三角測量方式にはパターン投影法と光干渉法に大きく分類されるが、本稿では詳細は割愛する。

2）同軸方式[2]

同軸方式は共焦点方式とホログラフィー法に大きく分類される。

三角測量方式では、入射光と反射光の間にある程度の開きがないと距離を測ることができなかったが、歯科においては狭い隙間を持った歯列を計測する必要があるため、同軸方式での計測方式が望まれた。これを最初に実現したのが、2007年に発表されたiTero®（AlignTechnology Ltd）であり、顕微鏡などで採用実績のあった共焦点方式での同軸方式を打ち出してきた。その後、CEREC AC Bluecam（Dentsply Sirona）においても、この共焦点法を採用し、赤色より波長の短い青色レーザーを採用したことで、照射する光の分解能

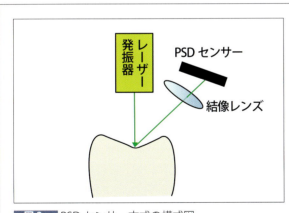

図3a PSDセンサー方式の模式図。

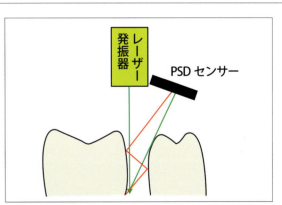

図3b 三角測量方式の問題点。二次反射による影響や隣在歯による遮断が生じてしまう。

図3 三角測量方式の仕組み。

を高めた。

　図4に示すように、共焦点方式は対物レンズを通して戻ってきた光が、ピントの合っている状態であれば共焦点ピンホールを通過し、ピントが合っていない状態では大部分の光がピンホールを通過できなくなるため、光検出器上での輝度情報と対物レンズの駆動位置から距離を測定する。CERECにおいてもBluecam以降は、パターン投影による三角測量に加え、この共焦点方式も組み合わせているようであったが、特にOmnicamになってからは単一色のパターン光ではなく、カラーバーのような光を投影することで線の連続性を確保している[4]。

3）SFX方式[2]

① Shape from Motion（SFM）

　動きの中から対象物の特徴点の移動量を1つのカメラでも相対的に立体状に計算、座標化していく。これをShape from Motion（SFM）といい、i500スキャナー（Medit）などの仕様書に記載されている3D in motionに相当すると考えられている。

② Shape from focus（SFF）

　カメラのピント合わせ機構をもとに距離を計測するシステムを利用したDepth from Focus（DFF）があり、代表的なものとして位相差方式とコントラスト方式がある。

＜位相差方式＞

　位相差方式は、入射光の通り道の途中にセパレーターレンズを配置することで光を2分割し、AF用センサー上に投影された2か所の像の間隔から対象までの距離を計測する方式である。

＜コントラスト方式＞

　カメラのピント合わせ機構としてよく用いられるコントラストオートフォーカス方式は、レーザー光や可視光線を照射しその反射光をCCDセンサーで受けるところまでは共焦点方式と同じであるが、途中に共焦点ピンホールはなく、対物レンズを動かしながら明暗差（コントラスト）が大きくなるところを探す方式である。そのため機構としては非常に単純であるが、レンズを駆動しながらピント合わせを行うため、ピント合わせに時間がかかる方式といわれていた。それでも、遠くから近くへ1回レンズを駆動するだけでCCDセンサーのすべての範囲の輝度信号を記録できるため、レンズの駆動スピードを速くできれば三次元データの収集には有利となる。

　2019年に発表されたCEREC Primescan（Sirona）では、カタログに「1秒間に15億回を超える高速コントラスト画像処理」と記載されており、これはSFX方式の中でもこのようなShape from Focus（SFF）方式を応用していると考えられる。

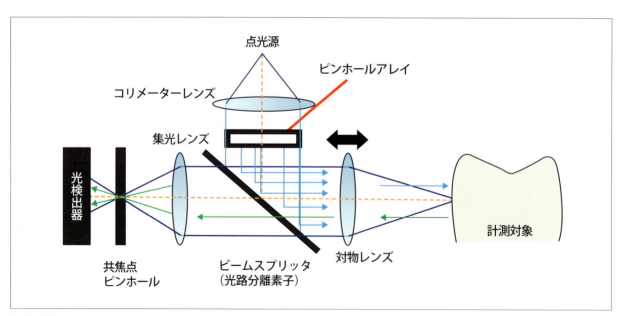

図4　共焦点方式（非走査型共焦点方式）は、投影方式を点光源からピンホールアレイを通してパターン光源に変えて検出器のエリアカメラを用いることで、面の計測ができる。

ソフトウェアに存在するブラックボックスについて[2]

　現在発売されているIOSでの三次元計測の基本技術について説明したが、歯科特有の形状を正しく再現するために、各社計測ソフトウェアには多くのブラックボックスが存在する。

　たとえば計測後に出力されたデータを見ると、マージンラインなどのデータだけ他の部位と比べてデータ密度が高くなっている場合がある。これは、出力されるデータの中でも製作物の精度に関係しない部分のデータ量を減らすことでCAD処理を軽快に実施できるよう工夫されたものであるが、どの部分が精度に関係するかを見分ける条件についても、AI（Artificial Intelligence）処理によるブラックボックスとなっている（図5）。

　このようなAI技術の蓄積により、現在のCAD/CAMシステムで製作される補綴装置は高い適合性が得られるようになってきたが、IOSを利用した直接法では、CAD/CAM工程の途中で適合性の確認をする術はなく、すべての責任はデジタル印象採得の段階に集約される。それゆえ、使用する機器の特徴をよく理解した上で、操作手順も含めたスキルアップに努めていかなければならない。

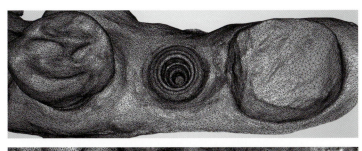

図5a CEREC PrimescanによるSTLデータ。隣在歯咬合面と比べると、インプラント周辺はとても細かくなっているように見える。

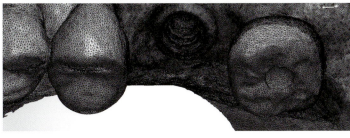

図5b 3ShapeTRIOS 5によるSTLデータ。隣在歯咬合面と比べると補綴装置製作に必要であろうインプラントおよび周囲粘膜、隣在歯隣接面がとても細かくなっているように見える。

図5 出力されたデータの処理法は、IOSメーカー間で異なることがわかる。

光学印象における精度の差[2]

　以前から光学印象と従来印象の精度についてさまざまな議論がなされてきた。今では従来印象よりも光学印象のほうが術者間によるばらつきは少ないともいわれており[1]、治療の均一化という点は、受ける技工側にとっても大きなメリットである。

　光学印象における精度のばらつきは、印象採得する範囲が広くなればなるほど顕著に大きくなることから、光学印象は部分的な印象採得が推奨され、反対側に及ぶ広い範囲の印象採得は避けられてきた傾向にある[5]。しかし現在、IOSやソフトウェアの進化によって、その適応症が変わろうとしてきている。全顎の光学印象でも精度がメーカー間で大きく異なり、メーカーによってはフルアーチでも精度のよい印象採得を行えるIOSも登場してきている[5]。今後のさらなるIOSの進化とエビデンスが待たれる。

本稿の「光学印象の撮影原理」「ソフトウェアに存在するブラックボックスについて」「光学印象における精度の差」の執筆にあたり、日本歯科大学生命歯学部歯科理工学講座准教授の堀田康弘先生にお力添えいただきました。ここに御礼申し上げます。

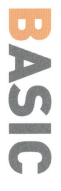
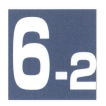

6-2 光学印象 ②印象採得のコツ

解説 松永 圭（東北支部／美田園歯科）

撮影しやすい状態を作る

IOSは口腔内撮影に特化したカメラということができる。画質を決める要素として画素数や解像度があげられるが、現在では画質において不満のあるものはないと考える。また歪みの少ないデータを得るには、各社が推奨するスキャンパス（撮影順番）を守ることが大切である（図1）。

一方被写体として口腔内を見ると、
- 撮影方向の自由度が限られる（多角的に撮影しづらい）
- 湿度が高くカバーガラスが曇りやすい
- 対象物（歯）が小さい
- 唾液や血液、歯肉溝滲出液で歯肉やマージンなどの境界が不明瞭になりやすい
- 舌や口唇、頬粘膜の可動部分が混在する

などの撮影精度に対する障害要因が多いといえよう。

また、光学的に障害要因となる反射や影について

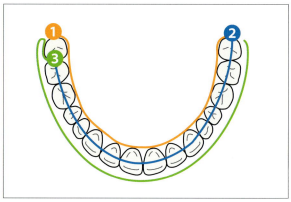

図1 スキャンパスの例。各社によって異なるが、一筆書きの要領で撮影するのが一般的である（参考文献1より引用改変）。

ても考慮する必要がある。これらは撮影時に工夫することで精度を上げる余地があると思われるので、そのいくつかを紹介したい。

撮影の障害となるものを排除する

咬合面や歯肉に舌や頬粘膜がかかると、デジタルマウントの精度に影響するおそれがあるので、可能なかぎり避けながら撮影することが望ましい。アシスタントがいる場合は、カメラの動きに合わせて排除する部分も移動してもらうと撮影がスムーズに行える。図2のようなリトラクターも

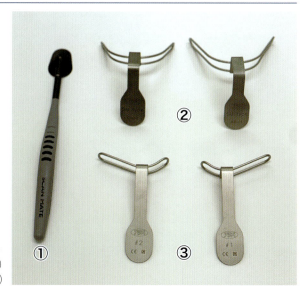

図2 リトラクターの例。
①スキャンメイト（アーマーデンタル／モリタ）
②ディープリトラクターSU型（YDM／モリタ）
③ディープリトラクター 片顎用（YDM／モリタ）

68

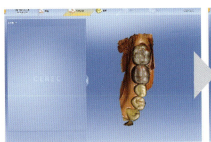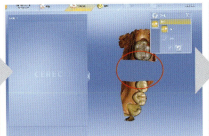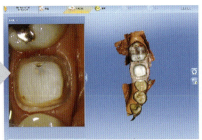

■**図3** コピー法による撮影[2]。治療前に歯列および咬合採得を済ませておくと、治療後の咬合変化が少ない修復物を製作できると考えられる。

広範囲の排除に便利である。また歯列は術前に撮影しておいたほうが咬合状態の維持に繋がり、さらに本撮影の時間短縮が可能である（図3）。

金属修復物、プラークは光学印象時に乱反射を起こし、正確な印象採得の妨げになる。光学印象用スプレーは噴霧することで口腔内のさまざまな修復マテリアルによる乱反射を抑えることができて便利である（図4）。プラーク除去に関しては、対象歯はもちろん、対合歯、隣在歯は意外と盲点なので撮影前にチェックすべきである。

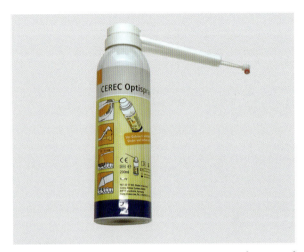

■**図4** 光学印象用スプレーのセレックオプティスプレー（Dentsply Sirona）。

さらに撮影しやすくする工夫

光学的障害のもう1つの問題である影は、歯肉縁下マージンや下部歯間空隙、隣在歯と対象歯の位置関係において生じやすい。歯肉縁下マージンに関しては、圧排糸や圧排用マテリアルを用いてマージンを明瞭にする、もしくはディープマージンエレベーション（DME）によるマージンラインの修正を行うことが多い。

下部歯間空隙に関しては、ウェッジを挿入して物理的に空隙をなくすウェッジ法が有効である（図5）。どちらの方法を用いても難しい場合は、印象材を用いて物理的に印象採得を行い、対象歯の印象面ないしは石膏模型を光学印象し、コンピュータ上で組み合わせるハイブリッドスキャンも考慮するとよい（図6）。

また、歯軸傾斜などによりマージンが隣接面に隠れてしまう可能性がある場合は、隣接面の形態修正が必要になることもある。その場合、形成後にひとまず光学印象を行い、画面上で挿入軸を確認し、該当する隣接面形態修正の参考にする予備印象法も有効である。

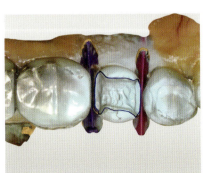

■**図5** ウェッジ法。物理的にアンダーカットを塞ぐことで境界を明瞭にできる。

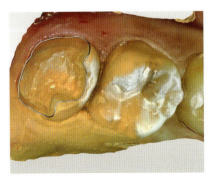

■**図6** ハイブリッドスキャン。IOSによる歯列画像に石膏模型のスキャンを合成している（茶色部分）。

6-3 光学印象 ③IOSの限界

解説 吉野英司（東北支部／ヨシノデンタルクリニック）

　昨今の歯科用CAD/CAMの普及は目覚ましく、補綴だけでなくさまざまな分野で活用されている。一方で、「製作物の適合が悪い」、「調整が大変」といった声を聞くことが多いことも事実である。本稿では、IOSの特性を理解し、限界を知ることでそのような問題の解決を図りたい。

マージンの明瞭化

　IOSで光学印象を撮影した画像で、マージン部と隣在歯の間に虚像が出てしまうことがある（図1）。これはおもに歯間距離が少ないことに起因し、マージン間の隙間が150μmより小さいと変換アルゴリズムが歯間にも三角ブリッジを生成してしまう。その結果、個々のエッジが合併する。

　また、マージンの仕上がりがジャンプマージン、アンダーカット、深いショルダーのような場合には、投影光が乱反射することで正確なスキャンができない（図2）。

湿度・唾液・修復物の影響

　歯表面が唾液などで濡れていると、光が反射することで正確な撮影ができないことがある。どの計測法でも撮影する前に歯面をよく乾燥させることや、撮影中も補助器具などを使ってできるかぎり湿度をコントロールする必要がある（図3）。

　また、隣在歯などに金属やジルコニアが入っている場合、乱反射により正確に撮影できない場合がある。その際は、スキャン専用のパウダーを適度に噴霧することで正確にスキャンできるようになる。

細部の再現性

　マージン形態によって乱反射する場合があるのと同様の理由から、深い保持孔や角張った隅角もまた印象の精度が下がる（図4）。計測法や機種によって撮影深度が異なるため、一概にどの程度の深さが悪いとはいえないが、セラミック修復において深い保持孔などは必要ないことから、メタル修復物を外した後にそのような窩洞がある場合には、レジンなどで事前に処理しておく必要がある。

歯肉縁下マージン

　フィニッシュラインに歯肉がオーバーハングしている場合、弾性印象材であればシリンジで流し込むことで印記が可能であった（図5）。これに対し、スキャンする場合には視覚的に見えるものしか取り込めないため、必ず前処置が必要になる（図6）。

　また、歯肉縁下の場合には歯肉溝からの出血や滲出液があるため、それをコントロールしないとフィニッシュラインが不鮮明になる。圧排糸やペースト状の歯肉圧排材を使用することで、その影響を避けることができる。

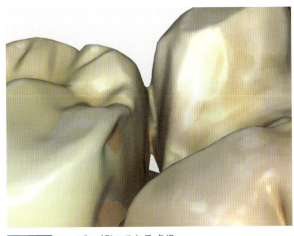

図1 マージン部にできる虚像。

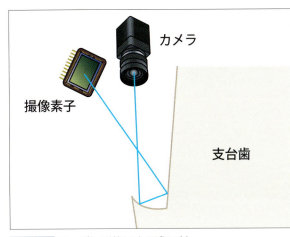

図2 マージン形態による乱反射。

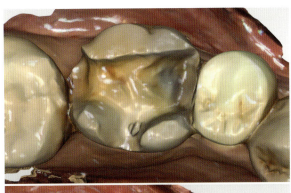
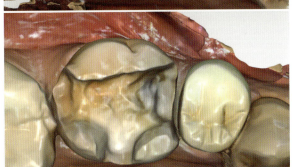

図3 唾液などの水分が印象に及ぼす影響。上段が不十分な乾燥時の光学印象、下段が十分乾燥した状態の光学印象。乾燥が不十分ではマージン部が不鮮明になりやすい。

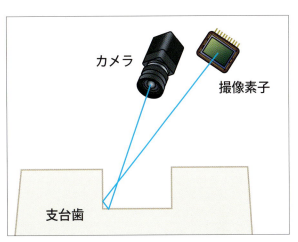

図4 保持孔の中で乱反射が起きる。

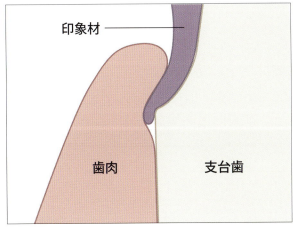

図5 弾性印象材は見えないところも印象採得できる場合がある。

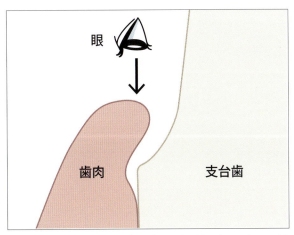

図6 視覚的にマージンが見えなければ、スキャンは困難である。

7 設計

解説 關 利啓（関西支部／新長歯科医院）

上下顎歯列の重なりの確認

光学印象の撮影後、ソフトウェア上で歯列とバイトの情報が合わさり、咬合した状態が再現される。この状態できちんと撮影ができているか、次の2点を確認しておくと後の調整が楽になる。

①撮影時に影になりやすい部分（特にマージン部）が鮮明に撮れているか

②上下顎歯列の重なりの量に問題がないか（**図1**）

正常な天然歯の被圧変位量は25〜100μm[1]であるため、それ以上重なっている場合は撮影のエラーを疑うべきである。

マージンを引く際のコツ

光学印象に問題がなければ、次に形成歯のマージンを引く段階となる。形成がきれいにできていればオートマージン機能で自動的にマージンラインが引かれるが、その場合でも最大倍率にして確認したほうがよい。

印象時に歯肉圧排などをしていても、歯肉とマージンの境がわかりにくい場合は、裏側から見るとマージンが判別しやすい場合がある（**図2**）。

面接触によるコンタクトの設計

マージンラインを引いたら、ソフトウェアが修復物・補綴物を提案してくれる。形態がおかしくないか確認した後は、隣在歯とのコンタクト部を確認する。

ソフトウェアが設計した場合、コンタクトが点接触になることが多いが、点接触の場合チッピングや食片圧入の原因となるため、面接触にしたほうが術後のトラブルが少なくなる。その際、わざと隣在歯に食い込むようにコンタクトを膨らませて、その後コンタクト調整で合わせると、簡単に面接触にすることができる（**図3**）。

次に咬合を確認する。ソフトウェアの初期提案では咬合が高く作られていることが多いため、全体が青色程度になるまで咬合を低くするほうが、セット後の調整が少なくなる（**図4**）。

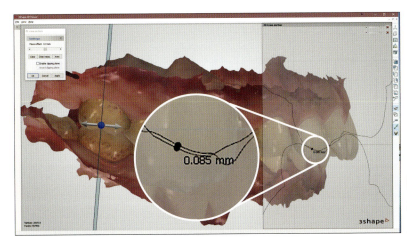

図1 上下顎歯列の重なりのチェック。正常な天然歯の被圧変位量（歯軸方向の沈下量）は25~100μm [1]であることを参考に、上下顎歯列の重なりを確認する。

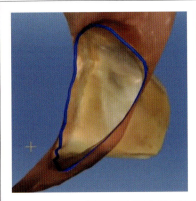 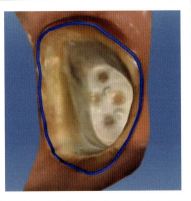

図2 歯肉とマージンの境目がわかりにくい場合は、裏返してみると判別しやすい場合がある。

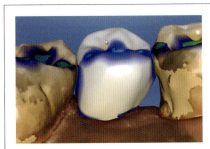 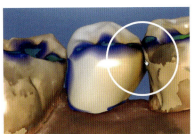 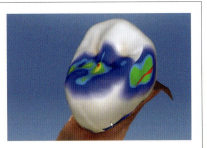

図3 面接触によるコンタクトの設計。**左**：調整前、**中央**：近心のコンタクトを強くした段階、**右**：調整後。点接触ではなく面で当たっている。

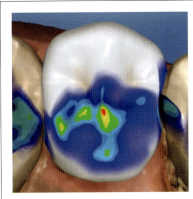 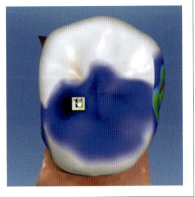

図4 咬合のチェック。**左**：初期提案の咬合、**右**：調整後の咬合。赤色や黄色といった強く当たっている接触点がなくなっている。

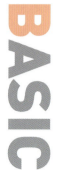

個々の症例にあったパラメータの設定

パラメータを個々の症例に合わせて設定すると、切削加工後の調整が少なくなり、接着力を高め、予後を良好にすることができるのでおすすめである。

パラメータ調整の際に特に重要となる項目は、
① 咬合面オフセット
② スペーサー
③ マージン厚み
の3点である。

1）咬合面オフセット

咬合面オフセット（**図5**）は、設定したパラメータ分、咬合面の高さを高くしたり低くしたりできるものである。正常な天然歯の被圧変位量は25〜100μm[1]であるため、患者の噛みかたによって咬合面オフセットのパラメータを-25〜-75μmあたりの値に設定するとよい。

グレーズやステインを修復物に施す場合は、その分の厚みを考慮して-125μm程度に設定する。

2）スペーサー

修復物を接着する際、セメントスペースの厚みが50〜100μmだともっとも接着力が高くなる[2]（**表1**）。そのため、スペーサーの値は90μm前後を推奨しているが、たとえばMODインレーのような内側性窩洞の場合はスペーサーの値が小さすぎるとうまく入らないことがあるため、スペーサーの値を大きくしたほうがよい。

3）マージン厚み

CAD/CAMで修復物を製作する場合、切削加工という過程があるため、マージンの厚みが薄すぎると切削加工中にチッピングしてしまう。レジン系のブロックであればチッピングが起こりにくいので、どうしてもマージンの厚みが取れない場合はレジン系のブロックの使用も検討する。推奨の厚みは80〜100μmである（**図6**）。

* * *

修復物の設計が終われば、最後は切削加工の段階となる。切削加工の際、スプルーの位置は初期設定のままでよいことが多いが、修復物が細く弱そうなところにスプルーが設定されている場合は、折れにくそうな位置に変更する。

T（μm），bonding condition	Lobs（N）
50μm, bonded	673.53 (88.41) A
100μm, bonded	635.40 (42.65) A
300μm, bonded	445.98 (75.36) B
500μm, bonded	300.63 (41.57) C
50μm, non-bonded	308.25 (98.81) C
100μm, non-bonded	321.47 (57.53) C
300μm, non-bonded	232.79 (27.15) C
500μm, non-bonded	233.27 (49.00) C

表1 VITABLOCS® Mark II のクラウンをレジンセメントの厚さを変えて接着した際の強度[2]。50〜100μmのセメントスペースがもっとも強度が強くなった。また、接着の効果はセメントの厚さで制限され、450〜500μmのスペースで接着の効果は失われる。

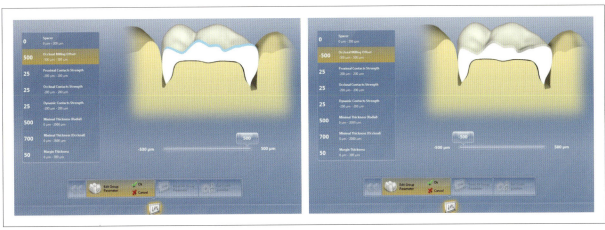

図5a 咬合面オフセットの調整画面。咬合面の青色で表示されている部分を全体的に調整することができる。

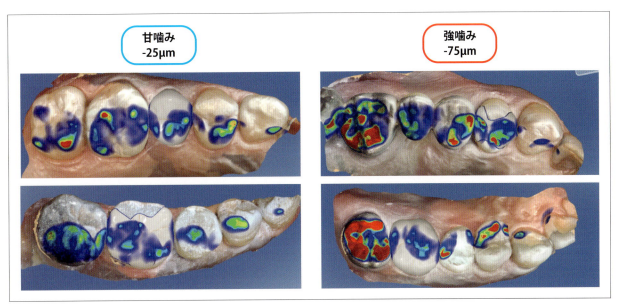

図5b 患者の噛む強さによって、咬合面オフセットの値を変化させる。

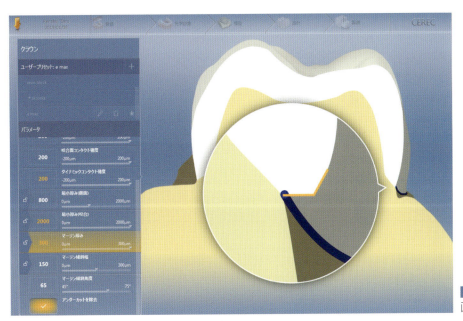

図6 マージン厚みの設定画面。

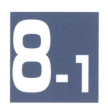

8-1 修復物製作 ①切削加工と 3D プリント

解説 林 敬人（本部／林歯科医院）
　　　 池田祐一（本部／池田歯科診療所）

　CAD ソフトウェア上で修復物を設計した後、それを実際の形にする工程が CAM（Computer Aided Manufacturing）である。歯科においては、その製作・加工の方法として、

- 材料を切削器具で削り出す「切削加工」
- 材料を積み重ねて立体造形する「3D プリント」

が主となる。

　特に歯科は、ガラスセラミック、ハイブリッドレジン、ハイブリッドセラミック、PMMA、WAX、チタンやコバルトなどの金属といったさまざまなマテリアルを切削加工できる切削加工機が主流であるが、そのデザインの自由度やコスト、材料の選択肢の広がりから 3D プリンタの用途も増えてきており、両方のメリットを理解して使い分けが必要な時代になっていくと考える。

切削加工のメリットとその工程

　従来のポーセレンやレジンを築盛する場合、気泡が入るなど物理的に均質にすることは困難であるのに対し、切削加工では工業的に安定したブロックやディスクを削り出すため、膨張収縮といった変形する要素もなく、データどおりの均質な物理的特性と精度を備えた修復物を製作できることが大きなメリットである。

　工程としては、CAD ソフトウェアにてデザインされた修復物のデータが CAM ソフトウェアを通して切削加工機へ送られ、切削加工される（図1）。その際、修復物にスプルーが必要となるので、どこに設置するか、調整しやすい場所を選ぶのがコツである。

　また、CAM ソフトウェアや切削加工機の性能により、使用できる材料や精度、加工時間などに違いがあるので、何を目的にするかを明確にし、選択する必要がある。

3D プリンタのメリットとその工程

　切削加工ではダイヤモンドやカーバイドバーによって切削されるため、バーの太さや軸方向で製作できる形態が制限される。それに対し、3D プリンタでは材料を積み重ねて造形していくから、細部まで自由にデザインすることが可能である。しかしその特性から、使用可能な材料が切削加工に比べて少なく、精度の点でもまだ切削加工のほうが優れているといわれている。

　工程については、3D プリンタにおいても基本的な流れは CAD ソフトウェア ➡ CAM ソフトウェア ➡ プリンタとなる。その際、平面を積層造形していくことから（図2）、どの方向から始めるかによって精度や加工時間が変わるので配慮が必要である。こちらもプリンタの性能によって精度や加工時間などに違いがあるので、選択には熟慮されたい。

| 切削加工機による修復物製作例 | 3Dプリンタによる模型製作例 |

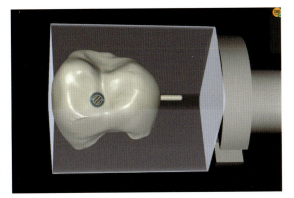

図1a CADソフトウェアによるデザイン例。マテリアルを指定した上で切削加工を行う。

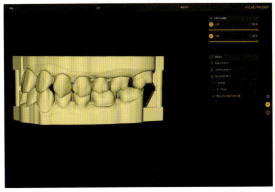

図2a CADソフトウェアによるデザイン例。デジタルデータからの製作でも模型が有用な場合もある。

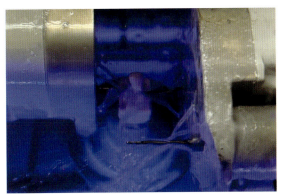

図1b 湿式による切削加工のようす。切削加工には乾式、ウェット・ドライ兼用方式がある。

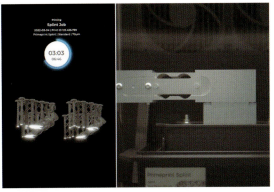

図2b プリンティングの過程模式図。今回使用しているPrimeprintでは直接内部は見えない。

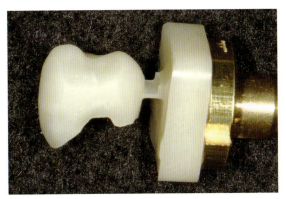

図1c 均質なマテリアルに精密な加工を施すことにより、精度のよい修復物を製作することができる。

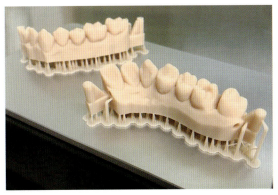

図2c アナログ印象とは異なり、気泡の混入・変形などのトラブルもなく再現性が高い（**図2**の写真提供：堀部歯科補綴研究所）。

図1・2 切削加工機と3Dプリンタによる修復物製作工程の違い。

切削加工・3Dプリントのもたらすもの

　この技術により、精度がよく、安定した物理的特性を備えた修復物が製作できるようになっただけでなく、クラウンやインレーなどを数分で製作することができるようになり、即日修復が可能となった。さらに現在では、総義歯も即日で装着できるようになっており、患者にとっても大きな恩恵をもたらす技術といえるであろう。

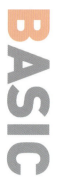

8-2 修復物製作 ②研磨・表面仕上げ

解説 池田祐一（本部／池田歯科診療所）

本稿では、CAD/CAMによる補綴修復において、おもに臨床で使用されるガラスセラミック系マテリアル（ガラスセラミック、強化型ガラスセラミック、ジルコニア）、レジン系マテリアル（ハイブリッドレジン）の研磨および表面仕上げについて述べる。

研磨の目的

臨床における研磨の目的として、次の項目があげられる。

- 表面粗さを下げることによる破折防止
- 違和感や不快感の軽減
- 表層粒子の形状をなだらかにすることによる修復物の物性強度の向上
- 表面の摩擦抵抗係数を下げることによる食渣、色素、プラークなどの停滞沈着の防止、ならびに対合歯の咬耗防止
- 光沢を付与することによる審美性の向上

研磨のメカニズム

研磨は、切削・研削によって形態修正された補綴物や修復物の、粗研磨からバフによる最終的な鏡面仕上げまでの一連の工程をいう。研磨の過程は、切削でできた大きな傷を順序正しく小さくしていくことがもっとも重要で、砥粒の粗いものから細かいものへと順次交換して作業を進める。

また、セラミック系の補綴物などではセラミック表面にガラス成分の釉薬を塗布して焼成する仕上げ法（グレージング）も併用される。表面の微細な傷をコーティングし滑沢で艶のある表面仕上げ効果があると同時に、ステインと併用することで審美的効果も得られる。

研磨に使用する器材と手順

研削・研磨には、ダイヤモンド砥粒が金属やガラス、ゴムなどに固定されたポイントを使用する。

研削にはダイヤモンド砥粒含有の形態修正用ポイント（図1）を使用し、製作物のノブ（スプルー）の除去や形態修正、隣在歯接触点および咬合調整などを行う。その後、ダイヤモンド砥粒含有のゴム製研磨ポイントを使用し、粗研磨（図2）、中研磨（図3）、仕上げ研磨（図4a、b）と順次進める。この工程を遵守することで、効率よく研磨を行うことができる。

仕上げ研磨では鏡面仕上げを行う必要があるため、ダイヤモンド砥粒含有の研磨用コンパウンドと回転用ブラシを併用する（図4b、c）。

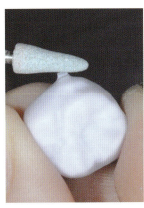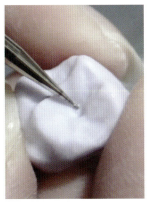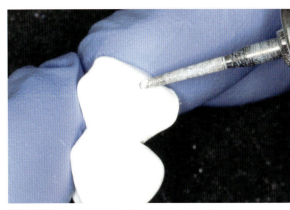

図1a ダイヤモンドポイント、カーバイドバーなどを用いて、製作物のノブ（スプルー）の除去やCADで不良だった形態の修正と、スムーズな面を作るための形態修正および形態付与を行う。

図1b ジルコニアの研削。シンタリング後は大きな修正ができないため、グリーンボディ時に形態修正を行う。

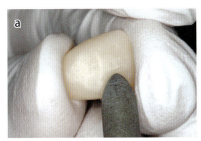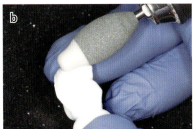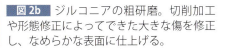

図2a 粗研磨はダイヤモンド砥粒含有ポイント（コース）にて行う。傷や凹凸をなくし、なだらかな面を形成する。このステップが仕上がりの成否の鍵になる。

図2b ジルコニアの粗研磨。切削加工や形態修正によってできた大きな傷を修正し、なめらかな表面に仕上げる。

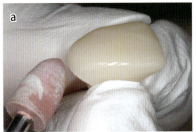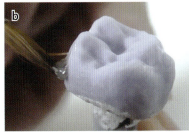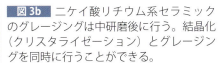

図3a ミディアムポイントによる中研磨。この段階で傷などが残っていないようにする。中研磨で傷などが残る場合は粗研磨に戻って再研磨する。

図3b 二ケイ酸リチウム系セラミックのグレージングは中研磨後に行う。結晶化（クリスタライゼーション）とグレージングを同時に行うことができる。

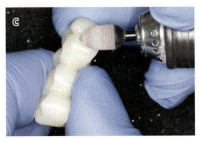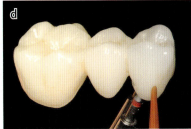

図3c ジルコニアの中研磨。中研磨で傷が残る場合、粗研磨用ポイントにて研磨後、再度中研磨を行う。

図3d ジルコニア中研磨後のグレージング。グレージングはジルコニア、ガラスセラミックともに中研磨後に行う。

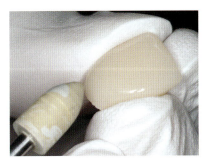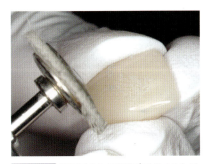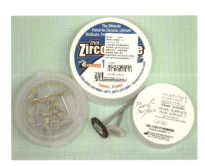

図4a ファインポイントによる仕上げ研磨。仕上げ研磨で傷の修正は不可能なため、中研磨・粗研磨に戻って再研磨を行う。

図4b 研磨材と回転ブラシによる鏡面研磨。審美的効果はもちろんのことであるが、対合歯の摩耗防止、プラークの付着予防効果もある。

図4c 研磨用コンパウンドと回転ブラシの例。

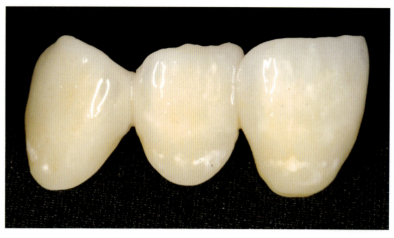

図5 ステイン＋グレージングによるキャラクタライズ。表面の滑沢化により口腔衛生面が向上するとともに、ステインによる審美的効果は患者満足度に大きく貢献する。

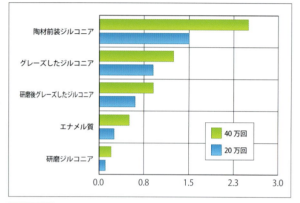

図6a 35％グリセリン溶液中で異なる表面処理を施したジルコニアと10Nで20万回および40万回対合したエナメル質の摩耗減量（mm³）（参考文献1より引用改変）。

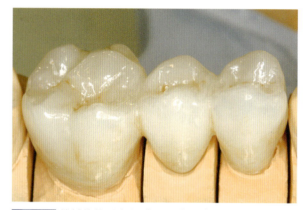

図6b 機械的研磨とグレージングのコンビネーション。咬合接触面は機械的研磨で仕上げる。

研磨＋グレージングによる表面仕上げ

ガラスセラミックの表面仕上げには、機械的仕上げ研磨と研磨後、釉薬（グレイザー）を塗布し焼成するグレージング（**図3b、d**）がある。

グレージングの効果として、次の項目があげられる。

- コーティングにより表面が滑沢になり、食渣、プラーク、色素などの停滞沈着を防止する
- 審美的効果の向上
- ステインと併用することによりキャラクタライズを付与することができる

セラミック修復においては、患者の審美的要求度や期待度が大きい場合が多く、特に前歯部の修復においては顕著であり、ステイン＋グレージングを行うことが多い（**図5**）。

しかし、グレージング材はガラスの層であるため強度は脆弱で、摩耗により消失することによって咬合接触面が粗造になり、対合歯の摩耗が進行する危険性がある（**図6a**）。そのため、咬合接触面は機械的研磨による鏡面研磨を行い、審美的要求のある面はグレージングによる表面仕上げを行うことを推奨する（**図6b**）。

インレーなどの口腔内装着後の研磨

インレータイプの修復物は装着前に咬合調整を行うと破折の原因になる可能性があるため、口腔内装着後に咬合調整、研磨を行うことを推奨する。特に即日修復にてインレー修復を行う際は、チェアタイムなどの制限もあり、口腔内での研磨が主になる場合が多い。その際は、隣接面の研磨は通常どおり装着前に行い、咬合面の研磨は装着後に行うようになる（**図7**）。

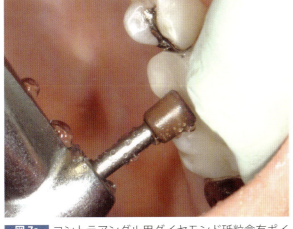

図7a コントラアングル用ダイヤモンド砥粒含有ポイント。コース➡ミディアム➡ファインの順に行う。発熱に注意し、注水下で行う。

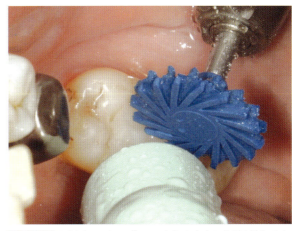

図7b 口腔内ではアプローチする方向に制限があるため、数種類の形態を用意しておくと便利である。

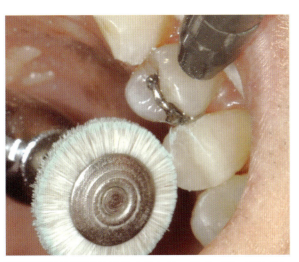

図7c 鏡面研磨は発熱するため、必ずエアーで冷却しながら行う。

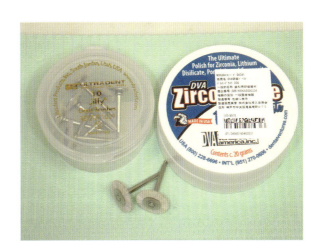

図7d 口腔内で使用できる仕上げ研磨用ペーストを使用する。

まとめと注意点

　セラミック修復は研磨不足により破損のリスクが生じることを認識して研磨に臨んでいただきたい。以下に注意点をまとめる。

- 作業手順を遵守する。各素材に適したポイントを使用し、必ず決められた順序、回転数で使用する。研磨材の量も、多すぎることで削除量が多くなる可能性があるため、適量を使用するよう心がける。また、研磨バーの回転方向はマージンに対して垂直より斜めにかけることで、マージン部の破損を防止する。
- CAD設計時に滑らかな表面を確保し、研削、研磨による削除量を極力少なくする。
- 温度上昇による破折に注意する。研磨時の温度上昇は粒子の体積増加による粒子間の離開を生じ、破折の原因になる。適正な注水とエアブローによる十分な冷却は必須である。
- 粗研磨で十分な研磨をしなければ、中研磨、仕上げ研磨で光沢を出すことは困難である。光沢不足の箇所がある場合は、即座に粗研磨からやり直すことを推奨する。

8-3 修復物製作 ③キャラクタライズ

解説 林 敬人（本部／林歯科医院）
　　　 江本 正（本部／江本歯科）

　マテリアルにおいては、患者の歯列と調和させるために、透光性を高くしたものや、異なるシェードを積層にしたグラデーションブロック（図1）など、各社からさまざまな工夫を凝らした製品が販売されている。そのため、修復物の多くは研磨することで問題なく完成となる。しかし、前歯などで特に審美性が求められる症例や経年的変化・ステインのある歯との調和においては、それでは再現しきれないケースがある。

　そういったケースでキャラクタライズする方法（図2）として、

- 表面に色を塗るステイン法（図3）
- エナメル部分をカットして陶材を築盛するカットバック法（図4）
- デンティン部分までカットし、形態・色調を再現するレイヤリング法

などが用いられる。

　手技が複雑になるほど、時間とコスト、難易度が増えるが、色調再現の度合いとしては、より詳細な部分まで再現できるようになる（図5）。

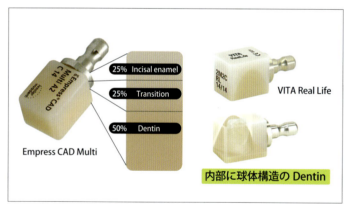

図1　グラデーションデザインされたブロック。

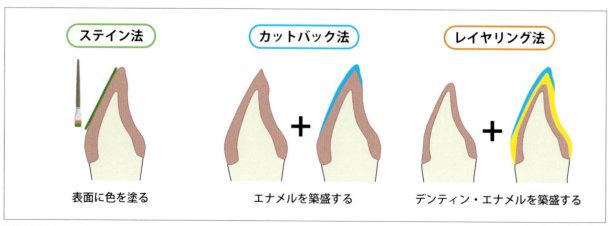

図2　色調調整のための方法。ステイン・グレーズ材には、ペーストタイプ、分液タイプ、スプレータイプなどのバリエーションがある。

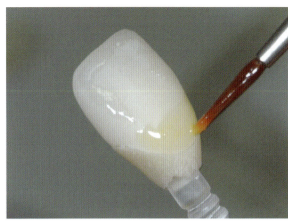

図3a ステイン法の例。切端の直下の透明感の強い部分や、豊隆の強い部分などの歯冠全体の特徴的な部分にVITA AKZENT® Plus Effective Stain を塗布している。

図3b 歯頸部1/3から2/3程度の間にVITA AKZENT® Plus Body Stain を塗布している。これは彩度の表現に役立つ。ここでは2回法焼成としたが、一度焼成した後、グレーズ材を塗布し、さらに最終焼成をする。

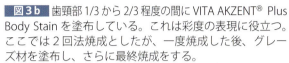

図3c ステイン法にてキャラクタライズした⏊1の装着後の状態。透明感や彩度などが適切に再現され審美的に修復が完了している。

支台歯色：2M3S
VITA RealLife 1M2C
Variolink Veneer +2

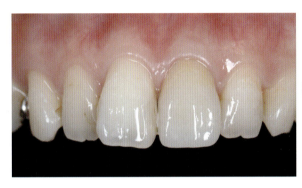

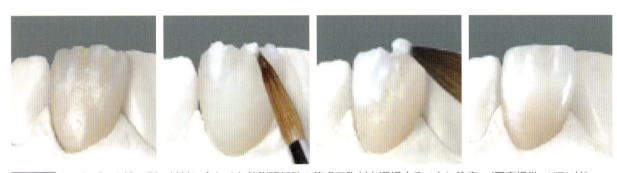

図4 カットバック法の例。材料に合わせた熱膨張係数の築盛用陶材を選択することに注意。（写真提供：VITA 社）

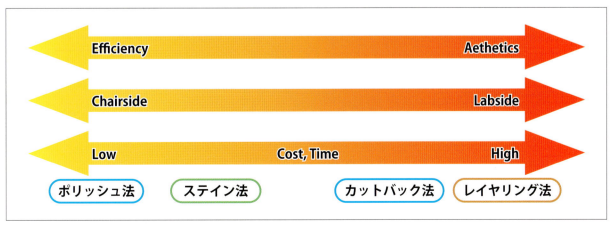

図5 審美的要求、色調再現の難易度とコストおよび時間の関係。

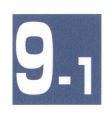

9-1 口腔内セット・接着
①合着と接着の違いと接着を阻害する因子

解説 末木芳佳（関東甲信越支部／毛呂歯科医院）

合着と接着の違い

1）合着とは

メタル修復の場合、支台歯長4mm、テーパー4°～8°のルールに則って形成を行う。20～50μm程度のセメントギャップを、セメントが介在することによって被着体を物理的に接合させる。これを合着といい、機械的嵌合力や摩擦力によって維持される接合である（**表1**）。

2）接着とは

セラミック修復などに用いられる接着では、歯質表面に接着性モノマーによる樹脂含浸層が形成され、レジンセメントと一体化する。セラミック表面には水酸基があり、シランカップリング処理を行うことでシラノール基でレジンセメントと一体化する。修復物と支台歯とレジンセメントがモノブロック化、つまり構造上の一体化をする、ということが接着である。

合着のようにリテンションとフリクションを考えなくてよいため、丸い、角が取れたアドヒーシブデザインとなる（**表1**）。

接着を阻害する因子を排除するために行うべきこと

1）ラバーダム防湿などで水分を排除する

強固な接着を目指すのであれば防湿は欠かせない。シランカップリング処理をしても、水分があるとセラミック表面の水酸基が水分と反応してしまい、シラノール基と手を結べなくなってしまう。また水分があると樹脂含浸層内部に気泡として残り、接着力の低下を招くなどいろいろな弊害が起きる。そのためなるべくラバーダム防湿を推奨する（**図1**）。ラバーダム防湿が難しい場合は、ZOOなどを使用する（☞38ページ参照）。ラバーダム防湿とZOOは、作業開始5分程度であればそれほど効果に差はないとされている。

口腔内は湿度100％といわれており、コットンロールを使用した簡易防湿では、ミストサウナの中で修復物をセットしているのと同じである。

2）咬合、形成などのプロトコールを守る

クリアランスの取れない症例は割れてしまうため、基本的に1.5～2.0mmのクリアランスを確保すべきである。また、セラミックは圧縮力には強いが引張応力には弱い。機能咬頭内斜面が干渉するような場合は、咬合痛が出るとともにしばらくして破折、脱離などが起きることがあるので注意する。

形成に関しては、スムースエッジ、丸い形成を心掛け、接着に特化した形成にする。また、形成前に咬合紙を噛ませ、マージン部にかからないように工夫するか、セラミックで覆うようにするか、よく考えて形成する。

3）セメントの不足、気泡の排除、表面処理などのステップをきちんと丁寧に行う

セット時、セメントは溢れるくらいつける（**図2**）。セメントのサポートがない部分は、後になって割れてくるからである。また、手練和は気泡が入りやすく、空気にさらされたセメントは接着力が落ちるため、セメントは手練りではなく必ずミキシングチップを使用する。ミキシングチップから出るセメントの最初の部分は、練和が不十分なため捨てる。また修復物、歯面の処理はルールや時間を守り、省略せず行う。

表1 合着と接着の違い

	合着	接着
修復材料	メタル	セラミック
形成デザイン	リテンティブ 支台歯長：4mm以上 テーパー：4〜8°	アドヒーシブ 角のない丸みを帯びた形態
セメントスペース（μm）	20〜50	50〜100
維持力	機械的嵌合 摩擦力	化学的相互作用 物理的相互作用

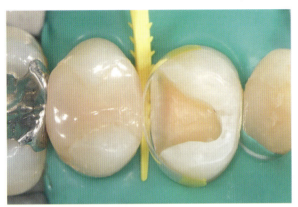

図1 ラバーダムによる防湿。隣接部はストリップスとウェッジを使用する。

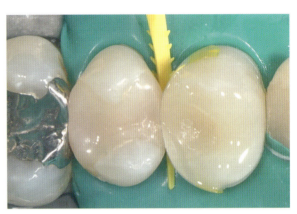

図2 セメントは必ず修復物側に盛り、マージンから溢れるくらいたっぷりのせる。

4）完全な重合を目指す

セラミックは光照射時、想像以上に光を遮断する。1mmの厚みで1/3、2mmの厚みで1/10に光が減衰するといわれている。照射器を2本使っていろいろな角度から照射する（210秒推奨）。

生活歯の場合は、必ずアシスタントに横からエアーをかけてもらう。歯髄は6度温度が上昇すると失活するといわれている。

さらにオキシガードⅡ（クラレノリタケデンタル）などを使って酸素を遮断しながら光照射を行うと硬化促進が図れる。また、デュアルキュア型のセメントは、光硬化できなかった部分が2日間程度かけてゆっくり硬化していくので、セメントアウトはあまり追いすぎず、完全硬化してから完全に除去するのも手である。また2日間程度は患者にあまり硬いものを食べないよう指示することも、接着の長期予後に有効である。

5）セメント選択を工夫する

①歯肉縁上の場合

防湿が可能な状況にあるため、セルフエッチングプライマーセメントが使用できる。この場合、プライマーやボンディング材にMDP（リン酸エステル系モノマー）が入っているので、歯肉縁上にある歯質表面にプライマー、ボンディング材を塗布することは有効である。

②歯肉縁下の場合

防湿が難しい状況にあるため、セルフアドヒーシブセメントを選択したほうがよい場合がある。このセメントは歯質へのプライマーなどの処理が必要なく、セメント側にMDPが入っているので、防湿が難しい歯面に向いている。

また、第二大臼歯へのジルコニアクラウン、歯肉縁下深くにマージンが設定されたジルコニアクラウンやブリッジなどは、スーパーボンド®（サンメディカル）を用いることも1つの方法だと思われる。スーパーボンド®は水分があっても硬化するので、防湿ができない部位でも使用することができる。さらに、PZプライマー（同）に代わりM&Cプライマー（同）はすべての修復物に塗布することができるようになっている。

9-2 口腔内セット・接着 ②歯質の表面処理

解説 末木芳佳（関東甲信越支部／毛呂歯科医院）

歯面清掃

修復物試適後、まず歯面の清掃を行う。歯面研磨材（フッ素無配合／**図1a**）をブラシにつけて清掃する。この際、先の細いブラシ（スターブラシ／ウルトラデントやユリー／ヨシダ）などを使用すると、細かいところにも入りやすく、清掃しやすい（**図1b**）。また院内にエアフロー（**図1c**）があれば、歯面清掃に有効であると思われる（EMSやアクアケア／モリムラなど）。

次に、歯面は唾液による汚染があるのでカタナ®クリーナー（クラレノリタケデンタル）にて清掃する（**図1d**）。カタナ®クリーナーは歯質にも補綴装置にも使用可能である。

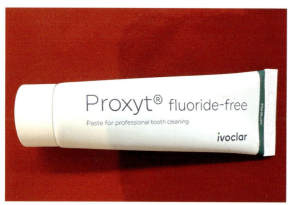

図1a フッ素無配合ペーストのProxyt®（Ivoclar Vivadent）。歯面清掃に際しては、ペースト状の歯面研磨材で、接着阻害を起こさないフッ素無配合のものを選択する。

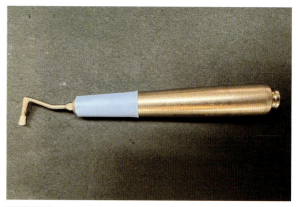

図1b ユリー（ヨシダ）。サブソニック振動を利用した洗浄効果により清掃力がアップする。

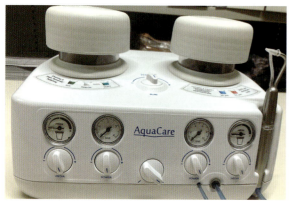

図1c アクアケア（モリムラ）。水圧と空気圧だけで動作するエアーアブレージョンシステム。パウダーを使い分けることで歯面清掃やう蝕除去、サンドブラスターなどに使用できる。

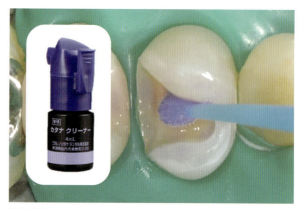

図1d カタナ®クリーナー（クラレノリタケデンタル）。試適時に生じる血液、唾液、仮着材の残留物の清掃に使用する。支台歯、補綴装置の両方に使用することができる。

エッチング処理

　マージン部にエナメル質がある場合は、エナメル質のみをリン酸で選択的にエッチングする。
　エナメル質はおもにハイドロキシアパタイトが95%、5μm径4万本のエナメル小柱で構成されている。一方、象牙質は65%のアパタイトと18%のコラーゲン、水分、象牙細管、管間象牙質、管周象牙質と複雑な構成になっている。象牙質をエナメル質と同様にエッチングしてしまうとスミヤー層が飛んでしまい、スミヤープラグができず象牙細管が開いてしまう。これは冷温痛などの不快症状を生じる可能性があるため、エナメル質と象牙質は分けてエッチングを行う必要がある。

シランカップリング処理

　歯質の表面は、窩洞の形態を整え接着力の向上を図るため、イミディエイトデンティンシーリング（IDS）やレジンコーティングしていることがほとんどである。
　レジンコーティング表面は、クリーニング・洗浄によって未重合層である接着に有利な表面構造が少なくなっているため、シランカップリング材を塗布し、未反応のモノマーを補給する（**図2**）。

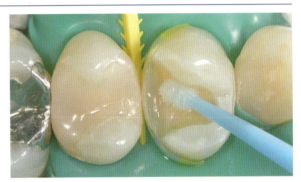

図2 シランカップリング処理（クリアフィル®セラミックプライマープラス／クラレノリタケデンタル）。

プライマー、ボンディング処理

　プライマー、ボンディング処理は、取扱説明書に記載されているメーカーの指示に従って処理時間・使用法を厳守することが基本である。
　セルフエッチングプライマーセメントを使用する場合、プライマーまたはボンディング材を塗布する。現在は2ステップまたは1ステップセルフエッチング接着システムが主流である。
　この際、注意したいのは塗布してからエアブローするまでの時間を守ることである。処理液の中には酸性モノマーと水が入っており、攪拌することによって象牙質の脱灰が起こる。そしてエアブローすることにより、水分が飛ぶとともに象牙質から出ているコラーゲン線維が露出する。同時に親水性モノマーが露出したコラーゲン線維に浸透し、プライミングされる。その後、2ステップの場合はボンディング材塗布、1ステップの場合は含有の多官能性モノマーによりボンディングされる。この時、塗布時間を守らないと象牙質の脱灰が進みオーバーエッチング状態になり、コラーゲン線維の露出が大きくなる。プライマーが染み込む深さは決まっているので、プライミングされないコラーゲン線維が死腔として残り、ボンディングもその幅に準ずる。死腔ができることは、接着力の低下に繋がるとともに、咬合痛や術後性知覚過敏などの不定愁訴を引き起こす可能性がある。処理液塗布の際はスタッフに時間を計ってもらい、正確に行うべきである。
　また、エアブロー後に処理液に含まれる水が残ると気泡として残留し、これもまた接着力低下に繋がるおそれがある。窩洞にうごめくものがなくなるまでエアブローするべきである。
　さらに、処理液は歯質だけでなくレジンコーティング部にも塗布することを推奨する。セメントの処理液の中にはMDP（リン酸エステル系モノマー）が入っていることが多く、セラミックとの接着力向上に有効である。また化学重合促進剤が入っており、窩洞の内面から重合を促進することができる。光照射器でセメントを硬化させる際、セラミックは想像以上に光を遮断するので、光を外から当てただけでは完全に硬化しない。硬化初期に窩洞内面から硬化を促進することは臨床上有効である。

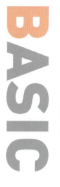

9-3 口腔内セット・接着 ③各種マテリアルに対する前処理

解説 末木芳佳（関東甲信越支部／毛呂歯科医院）

修復物の前処理に使われる材料の特徴

歯面と同様に、修復物にも前処理が必要である。なぜなら、口腔内試適後に唾液や調整のための切削操作などによる接着を阻害する因子が付着する可能性があるためである。ここでは、まず前処理に使われる材料の特徴について解説する。実際に使用し、便利かつ有用なものを紹介するので参考にしていただきたい。

1）カタナ® クリーナー（クラレノリタケデンタル）
- 口腔内外で使用できる。
- 歯質、補綴装置（セラミック、コンポジットレジン、歯科用ポスト、歯科用金属）両方に使用できる。
- 唾液タンパク、血液、仮着材・仮封材の残留物の除去を目的とする。

2）イボクリーン（Ivoclar Vivadent）
- 口腔内で使用できない。
- 唾液タンパクの除去を目的とする。
- 補綴装置のみに使用する。

3）Monobond® Etch & Prime（Ivoclar Vivadent）
- 口腔内で使用できない。
- 1ステップでエッチングとプライミングができる。
- 1液性プライマーであり、同時に接着面に付着したタンパク質をクリーニングできる。

4）サンドブラスト
- 30〜50μm以下の粒子の酸化アルミニウムを使用する。
- 2〜3気圧が望ましい。

マテリアル別の前処理のステップ

ひと口に修復物といっても、その特徴は異なり、臨床状態は多岐にわたる。それぞれの状況に応じて前処理を行うべきである。

1）ガラスセラミックス
- ガラスセラミックス（図1）にサンドブラストは禁忌である。ガラスセラミックスの表面に何らかの侵食を与えることは物性の変化に繋がる。
- 口腔内で試適後、Monobond® Etch & Prime にて修復物の内面を処理し、十分に乾燥させる。
- 歯肉縁上マージンの症例に対しては、歯面にプライミング処理を伴うセルフエッチングプライマーセメント、歯肉縁下マージンの場合はセルフアドヒーシブセメント単体による装着を行う。
- セルフエッチングプライマーセメントには、プライマー、ボンディング材に MDP（リン酸エステル系モノマー）が入っているため、歯肉縁上の場合はプライマー、ボンディング材を歯面に塗布することで接着力向上が見込まれる。
- 歯肉縁下の場合は完全防湿が不可能であり、歯面のプライミング、ボンディング処理中に歯肉溝滲出液の影響を受ける可能性があるため、プライミング処理が不要で歯面乾燥後即座に装着できるセルフアドヒーシブセメントを使用する。
- セルフアドヒーシブセメントはセメント側に MDP が入っているので、歯面のプライミング処理なしで接着が期待できる。

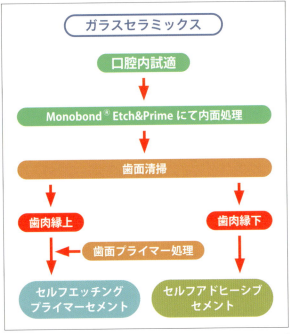

図1 ガラスセラミックスに対する前処理のステップ（Monobond® Etch & Prime 使用例）。

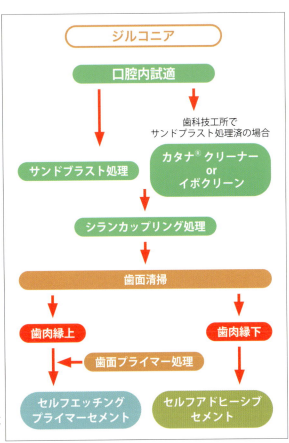

図2 ジルコニアに対する前処置のステップ。歯科技工所にてサンドブラスト処理済みかどうかを確認して処理を進める。

2）ジルコニア

- ジルコニア（図2）にリン酸は禁忌である。ジルコニアはリン酸と反応しやすく、リン酸に反応してしまうとセメントまたはプライマー中のMDPが作用しにくくなる。
- 修復物試適後、サンドブラスト処理を行う。ただし、歯科技工所ですでにサンドブラスト処理を行っている場合は行わず、カタナ®クリーナーまたはイボクリーンにて内面のクリーニングを行う。再度サンドブラスト処理を行うことで、ジルコニアの表面が一層マルテンサイト変態することにより物性が低下するためである。
- 強制乾燥とサンドブラスト時の修復物内面に残留する酸化アルミナの除去を目的に、無水エタノールの入った容器に修復物を入れ、超音波洗浄し、ドライヤーなどで確実に乾燥させる。その後、シランカップリング処理を行う。
- 歯面清掃後、歯肉縁上マージンの症例に対しては、歯面にプライミング処理を伴うセルフエッチングプライマーセメント、歯肉縁下マージンの場合はセルフアドヒーシブセメント単体による装着を行う。

3）CAD/CAM冠

- 完全な重合層（重合率95%前後）であるため、接着しにくい。サンドブラストをしてメカニカルインターロッキングを期待するとともに、フィラーを露出させ、その部分にシランカップリング材を反応させる。

【歯科技工所でサンドブラスト済みの場合】
- 修復物試適後、カタナ®クリーナーまたはイボクリーンなどでクリーニング処理を行う。
- 無水エタノールに浸漬後、ドライヤーなどで確実に乾燥させる。
- その後、使用するセメントのシランカップリング処理を行う。

【自院でサンドブラストする場合】
- 修復物試適後、サンドブラスト処理を行う。
- 無水エタノールに浸漬後、ドライヤーなどで確実に乾燥させる。その後、使用するセメントのシランカップリング処理を行う。

4）ポリマー浸潤型ガラスセラミックス（VITA ENAMIC®）

- VITA ENAMIC®は80%以上がガラスセラミックスなので、前処理はガラスセラミックスに準ずる。

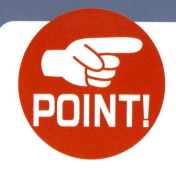

【まとめ】
IOSを使用したチェアサイド型臨床において知っておきたい事項

解説 北道敏行（本部／きたみち歯科医院）

接着の重要性

　IOSを使用したオールセラミック修復は接着修復が基本となる。セラミックは硬くて脆い性質であり、若木のように応力に対してしなって追従することはない。硬くて脆い材料を口腔内で長く機能させるためには、修復物と歯質やファイバーコア、イミディエイトデンティンシーリング（IDS）したコンポジットレジン面などとの間に接着界面を設け、作用する応力を支台歯や窩洞内壁歯質に吸収分散させることが必要となる（**図1**）。
　CAD/CAMによる即日修復は支台歯や窩洞内面の汚染を防止できるため、より高い接着力を持って修復を完了することが可能となる。ここでは高い接着力を発揮させるためのポイントを解説する。

1．接着の失敗要因

　接着の失敗要因としてまずあげられるのが「防湿の失敗」である。セラミック修復物の接着処理としてシランカップリング処理がある。シランカップリング処理はセラミックの表面の水酸基と、レジン表面のメタクリル基をシラノール基が橋渡しすることで処理が完了する。しかし口腔内はミストサウナ状態であり、シラノール基と口腔内の水分が先に反応してしまうと、セラミックの水酸基がシラノール基と反応することができない。そのため口腔内の水分を確実に排除するために防湿処置が必須となる。
　次に、窩洞形態や支台歯形態も重要である。CAD/CAMオールセラミック修復におけるミリングバーの動きや直径を考慮すると、Blackの窩洞形態は好ましくない。合着における内側性窩洞の隣接面形態においては線角、点角を明瞭にボックス形態とするが、オールセラミック修復においては禁忌である。またスライスカットやナイフエッジ、ライトシャンファー形態はマージン部が開く傾向にある。内側性窩洞において平坦な窩洞窩底に深い中心窩の設定は引張応力を発生させ、セラミックの破折に繋がる。このようなオールセラミック修復に好ましくない窩洞形成や支台歯形成は接着の破壊に繋がるので注意したい（**図2**）。
　また、メーカーの指定する修復物の厚みを確保できない場合は、残念ながらセラミック修復の適応ではない。

2．歯面処理の重要性

　感染歯質の除去と窩洞形成が完了しても、そのままの状態で光学印象を行うことは好ましくない。なぜならブレンストーム博士らが提唱する流体力学の感度理論に代表されるように温熱刺激や機械的刺激に対して歯は非常に敏感な状態であり、生体に直接修復物の接着を行うのはあまりに暴力的だからである。そのため、セルフエッチングプライマーやセルフエッチングアドヒーシブを使用して歯面処理を行い、形成により露出した象牙質表面に樹脂含浸層を形成して、象牙質の一次治癒を促進する必要がある。
　感染歯質除去により欠損した象牙質部位には象牙質に近似した物性（熱膨張係数を除く）を持つコンポジットレジンにより形態修正を行い、欠損したエナメル質には天然エナメル質に近い物性を持つCAD/CAMセラミックスにより修復を行うことによって、天然歯が持つエナメル象牙境を再現するというバイオミメティックス（生物模倣）な修復処置を行うことが可能となる。

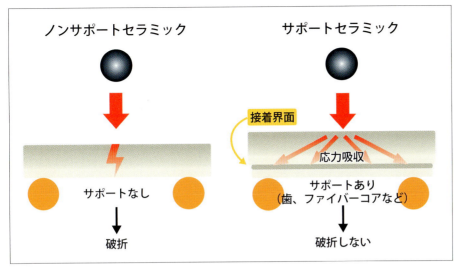

図1 裏打ちのない状態では応力を分散できず破折してしまう。歯やIDSしたレジン、ファイバーコアなど硬いものとセラミックの間に接着界面を設けることにより、応力が分散吸収され破折を防止できる。

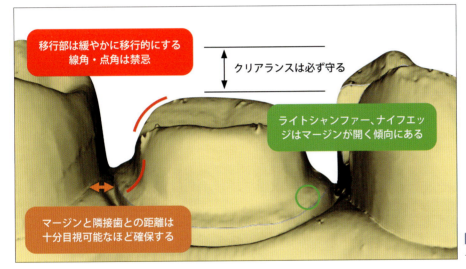

図2a 支台歯形態が接着に与える影響。

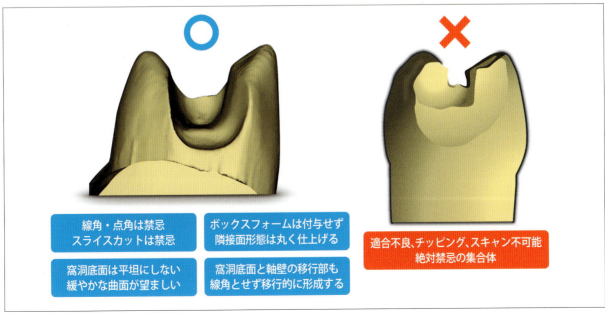

図2b 支台歯形態が接着に与える影響。

光学印象時のポイント

　光学印象にはさまざまな計測法が存在し、それぞれに特徴があるので、理解する必要がある。

　光学印象を行うにあたりもっとも重要なポイントは、スキャンパスを理解し、すべての機種で計測光の陰になる部位が存在することを意識して操作することである（図3）。スキャンパスとは、可能なかぎり少ない写真の枚数でスティッチング（画像の重ね合わせ）を行うための理想的なIOSの撮影手順のことである。IOSの機種により細かなスキャンパスが存在するが、すべての機種でおおよそ好ましいとされるスキャンパスが存在するので、それだけは最低限理解しておく必要がある。

　なお、スティッチングにより生成される3D画像をCAD変換データというが、撮影枚数が多すぎたり、スキャンパスが適当であると最終的な修復物や補綴装置の精度に大きく影響する。

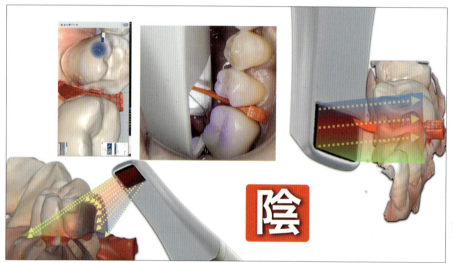

図3a あらゆる方向から陰の部位をとらえるように連続的に撮影する。

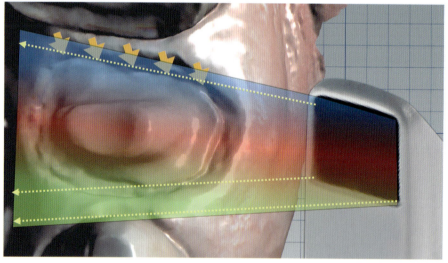

図3b マージンと歯肉の間に存在する見えない陰を側方からスキャンする。

CADソフトウェアの世界シェア

　光学印象後にCADソフトウェア（以降、CAD SW）を使用し修復物や補綴装置の設計を行う。CAD SWは多数存在する。CADによる修復物や補綴装置の設計は今後クラウドサービスに移行していくと考えられる。しかし歯科医師はCADオペレータの責任者であるため、十分な知識と経験を有している必要がある。

　世界の歯科用CAD SW市場は、年間使用料（annual fee）制度を前面に打ち出したリーディングカンパニーである3Shapeとオープン型および

多数のOEMベースのプログラムサービスを提供してきたexocadとの競争が激化していた。これにDentsply SironaのinLabと、最近世界1位のインプラント企業となったStraumannの投資で弾みをつけたDental Wingsが加わり、デンタルCAD市場の主導権競争が激化している（図4）[1]。

ただし、いくら優れたCAD SWを使用したとしても、前段階である形成前のう蝕処置、形成、光学印象に問題があると修復物や補綴装置の精度に反映されないことを心に留めておきたい。

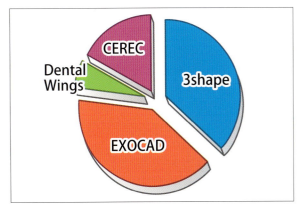

図4　歯科用CAD SWの世界市場シェア[1]。

CAD/CAMマテリアルの選択基準

現在は種々のマテリアルが存在するが、マテリアルの選択に関して押さえておきたい重要なポイントがある。接着に依存するガラスセラミックスでは、完全防湿が可能な歯肉縁上形成や歯肉同縁形成と、歯肉縁下形成で選択すべきマテリアルは異なる。

歯肉縁上形成や歯肉同縁形成では、支台歯に対してセメントに付属する歯面処理液での支台歯の処理が可能であり、支台歯と修復物とレジンセメントを強固に一体化することが可能となる。

一方、歯肉縁下形成では防湿が困難な上に、歯肉溝滲出液により歯面処置が確実にできる保証がない。こういった場合はセルフアドヒーシブセメントによる接着に依存する。しかし、歯面処理を行ったケースと行わなかったケースでは初期接着強さの差が明らかなことは周知の事実である。支台歯・レジンセメント・修復物の接着力が低い場合は修復物の破折のリスクが大きくなる。このような歯肉縁下形成ケースにおいては、三点曲げ強度が350MPa以上のガラスセラミックスを使用することが推奨されている[2]（図5、次ページ表1）。

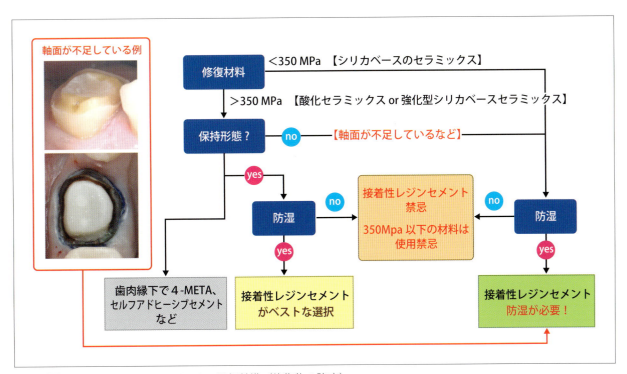

図5　歯科用CAD/CAMマテリアルの選択基準（修復物の強度）。

表1 歯科用CAD/CAMマテリアルの選択基準（修復物の強度）。

修復物の種類	曲げ強度	ポイント
リューサイト系強化型ガラスセラミックス IPS Empress Esthetic IPS Empress CAD VITA Mark II ENAMIC® クリスタライゼーション前のCELTRA® など	160〜250MPa	・接着性レジンセメントでの接着が必須 ・歯面処理を必ず行う ・歯肉縁上の症例に使用する
ニケイ酸リチウム（LS₂）系ガラスセラミックス IPS e.max® Press IPS e.max® CAD VITA SPRINITY® CELTRA® クリスタライゼーション CEREC Tessera™ GC Initial LiSi など	470〜530MPa	・接着性レジンセメントでの接着が理想的 ・ガラスセラミックなので、本来は歯面処理を行うべきだが、マテリアルの曲げ強度が高いため、歯肉縁下症例によってはセルフアドヒーシブセメントの使用もよしとする
酸化ジルコニウム セラミックス IPS e.max® ZrCAD IPS e.max® CAD-on	900MPa	・理想は接着 ・セルフアドヒーシブセメントも可 ・ジルコニアにおいてはセメントスペースを50nmまで絞ることにより合着セメントの使用も可能となる（深い歯肉縁下の症例など、セメントの取り残しが心配な場合など）

※350MPa（リューサイト系とニケイ酸リチウム系の境界）

研磨時の注意点

冷間加工された修復物の研磨には細心の注意を要する。ガラスセラミックスと高強度多結晶焼結体（ジルコニア）では研磨方法はまったく異なる。発熱防止策に気を払い、研磨ポイントのマージン周囲の回転方向には特に注意する必要がある。

ジルコニアにおいては、シンタリング後の研磨とシンタリング前の研磨（プレシンターポリッシュ）では手技も使用する研磨道具もまったく異なる。

研磨にはさまざまな目的があるが、口腔内での細菌付着防止や修復物の破折防止など、研磨の達成度が明らかに結果に反映される。修復物生存率や治療予後に大きく影響するため、チェアサイド完結型CAD/CAM装置を使用する場合は、正しい研磨手技について歯科医師が十分に理解し、習得しておく必要がある。

CHAPTER 3

CAD/CAM 機器

1 概論 IOSの将来展望

解説 岸 輝樹（関東甲信越支部／岸歯科診療所）

　10年以上前から、「CAD/CAMシステムが歯科に応用されると、あらゆる補綴装置が製作可能になるだけでなく、カスタムインプラント、義歯、矯正装置に至るまで製作が可能になるであろう」といわれていた。現在はそのほとんどが実現している。

　CAD/CAMシステムのうち、口腔内の状況を捉えるのがIOSの役割である。IOSのメリットの1つに「従来の印象方法による不快症状を軽減できる」ということがある。嘔吐反射があり印象採得に苦手意識のあった患者から大変感謝された記憶が筆者も幾度となくある。

　IOSによる歯科医院側のメリットも大きく、印象採得時間の短縮、模型保存スペースの削減、石膏・印象材のごみの減量などがあげられる。

　現状でも患者や歯科医院のスタッフから良好な感想を得ているIOSだが、本稿では今後の展望について解説したい。

IOSの市場見通し

　IOSの世界的な市場規模は拡大傾向に向かうとの見通しで、2024～2029年の期間で4億174万米ドルから5億8,160万米ドルになると見込まれている[1]。

　IOSの普及率は日本では5～9％、北米では35～40％といわれている（2023年時点）。2011年時点ではCERECシステムがもっとも普及していたが、その当時のアメリカでの普及率は15％程度、ドイツも15％程度であったことから、かなり急速に拡大している。日本では3％程度であった頃から比べると、2～3倍程度、IOSを導入している歯科医院が増加している。

　今後もIOSの需要はアジア太平洋地域や北米の高齢者人口の増加を背景に増加するものと見込まれている。高齢者人口の増加は歯に何らかの疾患を持つ人の増加を意味しており、加えてアジア太平洋地域では病院施設の改善が進んでいることから、デジタル化、IOSの普及は進んでいくものと思われる。

IOSが選ばれる理由

1．感染対策

　COVID-19のパンデミック以降、患者と医療従事者を守るための安全性と感染防御が最優先事項となっている。

　IOSでの印象採得は、印象採得時に伴う交差感染のリスクを排除することができる。つまり従来の印象採得法での問題点であるトレーの選択と消毒、印象体の消毒、模型の製作、歯科技工所への輸送につきまとう問題を解決できる。

　最新のIOSには、使用後に滅菌できるもの、消毒できるもの、廃棄できるものなど、さまざまなスリーブのオプションが用意されている。

2．各種デジタルデータとの統合

　IOSデータをデジタル化することにより、その他のデジタル化されたデータ（CBCT、MRI、顎運

動記録、顔貌のスキャン）との統合が可能になってきている。正確で詳細な3DデータをIOSで得られるようになったことで、歯科医師が正確な治療計画を作成し、長期的な観察による術後評価に利用できるようになった。

これらは現在、修復物と補綴装置の設計と製作のみならず、インプラント治療では検査と治療計画立案、歯科矯正治療では治療計画立案とモニタリング、歯周治療では歯周病の評価に使われている。

3．予防、検診分野での活用

IOSを使用して、患者に口腔の健康について教育することができる。気になる領域を示し、良好な口腔衛生の重要性を説明することで、視覚的支援により患者の理解と関与が高まり、家庭でのよりよい口腔ケア実践に繋がる可能性がある。

検診分野でも、検診結果の紙を渡すだけよりも多くの情報を与えることができるだけでなく、術者間のブレのない均一な基準での検診の実施が期待できる。

IOSの将来

より小型で高速なIOSの設計と開発により、スキャンプロセスを快適にすることがあげられる。時間の短縮と正確なスキャンは、歯科治療を行う側・受ける側双方にとって何よりも効率的である。

デジタル化していることのメリットは、従来の歯型採取とは異なり、迅速性・再現性・長期保存性・通信性に優れていることである。さらに現在では、3D情報だけでなく蝕検知の情報も付加されるなどの情報処理性がある。これらのメリットを活かして、歯科医師がデータを瞬時に取得し操作できることは、歯科医師間のコミュニケーションや診療の連携をスムーズにできるだけでなく、リアルタイムでの遠隔診療の可能性を秘めている。

人工知能（AI）と機械学習（ML）もIOSの技術において不可欠なコンポーネントになっている。AIとMLの統合はスキャンデータからノイズやアーチファクトを除去し、3Dモデルの正確な再現に役立っており、スキャン完了に要する時間を短縮している。

またAIを活用した分析により推奨事項が提供され、歯科医師はより多くの情報をもとに診療方針を決定できるようになるかもしれない。たとえばスキャンデータに基づき潜在的な口腔健康問題を予測して、予防措置を講じることができるようになると考えられている。現在、超高解像度スキャナーの開発も検討されており、精度が飛躍的に向上すれば修復物や補綴装置の品質が向上するだけでなく、口腔の健康問題の早期発見にも役立つ可能性がある。

日本歯科医師会が発行した『2040年を見据えた歯科ビジョン―令和における歯科医療の姿』にも「口腔診断・指導等へのAI・画像処理技術等の活用の研究開発に協力を惜しまない」と記されており[2]、その1つとしてIOSが記載されている。

このように、IOSを歯科診療に導入することは業界の取り組みとして明確になってきている。歯科医療におけるIOSの役割は、間違いなく成長し進化し続けることが予想できる。

日本におけるIOS導入の課題

現在、歯科診療所は「導入コスト」と「IOSを含めたツールが提供できる価値」とのバランスをいかに図るかという課題に直面している。最新のIOSを診療に導入するには多額の資金が必要であるが、長期的なメリットは初期費用を大きく上回る可能性がある。潜在的な投資収益率を評価し、効率と患者体験の即時的な改善だけでなく、新しいテクノロジーの導入が長期的な目標やビジョンとどのように一致しているかを評価する必要がある。

さらに、診療を行うチームがその機能を最大限活用できるようにするためのトレーニングとサポートも重要な要素であると思われる。

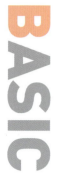
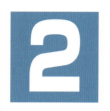

IOS 選択のポイント

解説 林 敬人（本部／林歯科医院）

　IOSとは、口腔内をカメラを用いて画像として取り込み、3Dデータを構築するためのスキャナーである。各社より多くの製品が発売されており、その特徴もさまざまである。その選択は各医院での用途や方向性によって異なるが、本稿でいくつかポイントを記す。

　なお、右ページに当学会会員が主要IOSについて「何を選択のポイントにしたのか」記述しているので、ぜひ参考にされたい。
　また、ハードウェア・ソフトウェアともに最新情報については各社HPなどを参照してほしい。

ハードウェア面での選択ポイント

1．撮影速度
　基本的に撮影範囲が広ければ撮影速度も速くなる。また映像として取り込むため、1秒間あたりの撮影フレーム数が多ければ撮影速度も速くなる。
　ただし、それを三次元データに処理する速度はPCとソフトウェアの性能に依存するため、合わせて考慮する必要がある。

2．撮影深度
　骨吸収や挺出などのケースでは、ある程度深くまで撮影する必要がある。撮影深度は「どこまで深く撮影できるか」の目安となる。

3．サイズ
　スキャナーは口腔内で使用するので、カメラ部分は小さく薄いほうが有利である。しかし小さいと撮影範囲も狭くなる。また、スキャナー全体のサイズや重さは取り回しやすさを左右するので、実際に持った時の使用感で選びたい。
　なお、ワイヤードのほうがデータの転送が確実で、速さにおいても有利であるが、ワイヤレスは持ち運びや取り回しにおいてメリットがある。

4．解像度と撮影方式
　カメラの解像度や撮影方式がデータの精度を左右する。詳細は「光学印象①光学印象のメリットと仕組み」（☞64ページ）を参照されたい。

ソフトウェア面での選択ポイント

1．ソフトウェアの使いやすさ
　CADソフトウェアへの転送やCAMまでの流れがスムーズか否かも重要である。特に即日修復では、印象採得から加工までの一連の流れがスムーズであることが重要である。また修復だけでなく、矯正治療やう蝕の発見など、さまざまな機能を持つソフトウェアが添付されているメーカーもあるので、医院の方向性に合ったものを選びたい。

2．価格
　2025年現在、IOSの価格は100万円前後から600万円超えるものまで多岐にわたる。医院にとって何が必要なのかを熟慮して選択したい。

学会所属ユーザーによる「私がこの機種を選択した決め手」

私が【CEREC Primescan】を選択した理由
スキャンからミリング、焼成までシームレスなデジタルシステムが機種選択の決め手

藤井肇基（東海支部／藤井歯科医院）

　CAD/CAM診療の魅力は診査・診断から補綴までを院内で完結できる即日修復を実践できることにあると考えます。実際、CEREC Primescan最大のメリットである「短期間で治療を終えられる」ことに優位性を感じ選択しました。高精度センサー「スマートピクセルセンサー」は1秒間に100万以上の3Dポイントを処理し、写真のようなリアルなデータを生成してくれます。また、「ダイナミックデプススキャン」により最大20mmの測定深度を実現し、深部の症例にも対応可能です。これにより、従来の手間を大幅に削減しながら、通院回数を減らし、高精度で効率的な治療を患者に提供することが可能になりました。

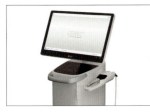

図1　CEREC Primescanは1985年、チューリッヒ大学にて臨床応用が始まったCERECシステムの6代目である。

私が【3Shape TRIOS 5】を選択した理由
多数のアプリケーションと次世代ワイヤレスが機種選択の決め手

神谷光男（関西支部／カミタニ歯科）

　2017年にCAD/CAMの導入を検討した際、3ShapeのCADソフト（Dental System）が日本の歯科技工所で広く普及しており、印象データを歯科技工所にシームレスに送ることができる利便性から、TRIOS 3の導入を決めました。結果、補綴装置の精度が向上しただけでなく、多数の付属アプリケーションにより患者説明も向上しました。TRIOS 5ではワイヤレスになり機動性・利便性が高まっただけでなく、AIスキャンアシストにより誰でも簡単に高精度なスキャンが可能になったことから、2023年に追加導入しました。印象採得時間が大幅に短縮され、アプリケーションの充実と相まって日常臨床にて多くの恩恵を享受しています。

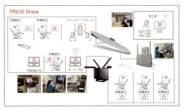

図2　TRIOS 5のみを各チェアに移動させ、各チェアのPCに画面共有することでどこでもスキャン可能（TRIOS Share）。

私が【iTero】を選択した理由
カウンセリングに有効活用できるAlign™ Oral Health Suiteが機種選択の決め手

辻展弘（九州支部／辻歯科クリニック）

　iTeroの大きな特徴である、1回のスキャンで①3D画像、②隣接面う蝕検知補助画像（NIRI機能）、③カラー写真の3種のデータを得ることができ、Align™ Oral Health Suiteの機能を用いてカウンセリング時に歯列の状況、咬合状態、う蝕の疑い、歯肉の状態、修復物に隙間があるかなど視覚的に説明することができることに優位性を感じました。また、アライナー型矯正治療のインビザラインはもちろん、exocadを活用することで、歯冠修復、インプラントなど補綴治療もシームレスに行うことができます。機器を増やすことで即日修復も可能なので、拡張性が高いシステムであることも選択時のポイントになりました。

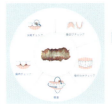

図3　Align™ Oral Health Suiteは5つの項目から包括的に口腔衛生を管理できるツールで、患者の理解を深めることができ、治療への同意につなげることができる。

私が【Medit】を選択した理由
患者体験を革新する多彩なアプリケーションが機種選択の決め手

高松雄一郎（北海道支部／高松歯科医院）

　IOSは歯科医院のDXに欠かせないツールになっています。なかでもMedit I-Seriesは、優れたスキャン精度のみならず、独自の無料アプリケーションを多数提供していることが特徴です。スキャンデータを管理する「Medit Link」は、クラウドベースのシステムであり、歯科医院内でのデータ共有にも優れています。さらにSmile DesignやOcclusion Analyzerなど多彩なアプリを搭載していますので、患者とのコミュニケーションが飛躍的に向上しました。優れた精度と多機能性により「歯科医療の新たな価値」を創造してくれることを期待してMeditのスキャナーを選択しましたが、期待以上の成果をあげていると日々実感しています。

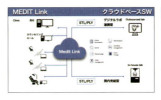

図4　Medit Linkはインターネット経由でデータをやりとりすることで、いつでもどこでも同じようにスキャンデータを活用できる。

3 切削加工機

解説 磯野博文（関東甲信越支部／DSデンタルスタジオ株式会社）

切削加工機には乾式（図1）、湿式（図2）、乾湿兼用式の3種類がある。切削するマテリアルは、CAD/CAM冠などのハイブリッドレジン、PEEK、PMMA、ジルコニア、ガラスセラミック、WAX、チタンなどの金属類、そして義歯床用レジンなどがある。金属やセラミックを切削するならば湿式であることが必須である。また、各マテリアルにもブロック型／ディスク型形状があるため、それらの使用頻度はもちろん、歯科技工所での使用か、歯科医院内での使用か、複数台所有することが可能かにより機種が選択される。

歯科医院における切削加工機

歯科医院ではじめて切削加工機を導入する際は、設置場所、院内歯科技工士の有無、使用目的に応じて機種選定する必要があるが、IOSの導入が前提となるため、IOS＋CADソフトウェアとパッケージ販売されている機種を選び、単独歯でのセラミック即日修復やプロビジョナルレストレーション製作から開始することが望ましいと思われる。パッケージ販売されているシステムであれば、IOSスキャンデータをCADソフトウェアへ、デザインデータをCAMソフトウェアへ、切削加工機はCAMソフトウェアで稼働という一連の流れをシームレスに行うことができるため、診療業務が主となる歯科医院での導入に適していると思われる。

基本的なCAD/CAMフローに精通後、大型切削加工機やジルコニア用シンタリングファーネスの導入を検討したり、好みのCADソフトウェアの導入を検討したりすることで、院内での補綴ワークフローの拡がりを期待できるだろう。

歯科技工所における切削加工機

歯科技工所における切削加工機選定の基本は、歯科医院におけるIOSを模型用卓上型スキャナーに置き換えて考え、スキャナー・CADソフトウェア・CAMソフトウェア・コンプレッサーがパッケージ販売されているものを検討することが考えられるが、多種の技工物を受注する歯科技工所では選定基準は異なるであろう。現在CAD/CAM技工の多くを占める保険CAD冠とジルコニアの切削を基本とし、経済性を考慮すると、ディスクオートチェンジャー機能なしの機種となるが、受注量の増加と使用マテリアルの範囲を広げていくと、高額でも乾湿兼用式やオートチェンジャー機能ありの機種を選定していくことになるであろう。

現在市販されているほとんどの機種は同時5軸加工が多いが、機種仕様データにおける回転軸移動量（角）、出力数（幅）、ディスク固定プレート形状、機体重量は切削加工物の精度に影響があり、切削可能ディスク寸法は多数歯連結症例での汎用性に、切削可能ブロック数、オートチェンジディスク枚数は生産性に影響を及ぼす。

これらの要件や、鋳造技工物を製作するうえでのWAX専用切削加工機の活用や、3Dプリンタ併用によるCAM装置の活用が、CADソフトウェアの進化以上に今後のデジタルワークフローの鍵となっていくであろう。

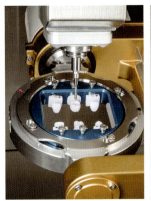
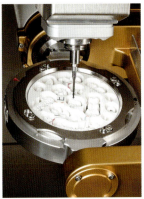

■図1 乾式切削加工機（写真提供：株式会社ヨシダ）。

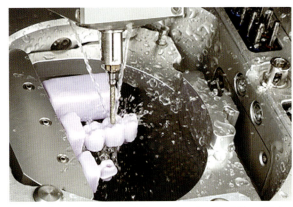

■図2 注水しながら切削加工を行う湿式切削加工機（写真はvhf社ホームページより引用）。

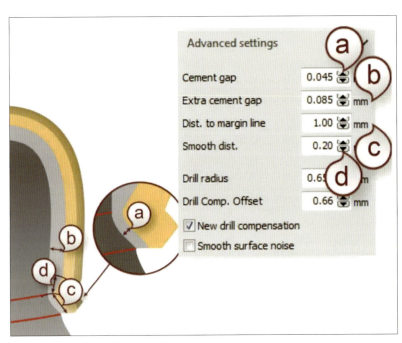

■図3 セメントギャップ設定（図はhttps://pocketdentistry.com/clinical-applications-of-digital-technology-in-fixed-prosthodontics/ より引用）。

CADデザインソフトウェアと切削加工機の相性

　最初にパッケージ仕様のCAD/CAMシステムを導入しているとして、さまざまなシチュエーションから「今とは違うCADソフトウェアを使用したい」「切削加工できるマテリアルを増やすために切削加工機を増設したい」といった思いを抱くことは当然想定される。

　切削加工するCADデザインデータは、STL形式であればどの切削加工機でも切削可能である。しかし、スキャナー・CADデザインソフトウェア・CAMソフトウェア・切削加工機にはさまざまなメーカーがあり、「同じCADデザインソフトウェアでも切削加工機が違う」、「同じ切削加工機でもデザインしたCADソフトウェアが違う」といった組み合わせバリエーションも多岐に及ぶことから、支台歯への適合は大なり小なり変わってくる。この適合に関する課題は、支台歯形成のテーパーや、支台歯の歯冠長と頬舌近遠心幅によるCADソフトウェア上のセメントギャップ数値（図3）について、常に意識しながら試行錯誤して解決することが肝要である。

　デジタルを利用するとはいえ、臨床とはそのようなことの繰り返しによってよい結果がもたらされるものであろう。

4 3Dプリンタの臨床応用と今後の展望

解説 上田一彦（関東甲信越支部／日本歯科大学新潟生命歯学部歯科補綴学第2講座）
三輪武人（協和デンタル・ラボラトリー）

3Dプリンタは、デジタルデータから物理的なオブジェクトを製作するために、工業界をはじめとするさまざまな分野で広く使用され、歯科界においても臨床応用されている[1]。

本稿では、歯科治療に用いる3Dプリンタ用造形材料と製作物、3Dプリンタの種類とそれらの特徴について解説する。

3Dプリンタで用いる造形材料

3Dプリンタで使用する材料は多岐にわたり、レジンをはじめとする樹脂材料、純チタンやコバルトクロム合金などが用いられる。近年、二ケイ酸リチウム含有ガラスセラミックス[2]やポーセレン、ジルコニア[3,4]についても研究開発が進んでおり、これらの臨床応用が可能になると、歯科における3Dプリンタの可能性がより拡大することが予想される。

3Dプリンタによる各種造形材料から製作する製作物

3Dプリンタの導入初期、歯科技工所では個人トレーを中心に臨床での活用方法を模索していた。その後、模型やサージカルガイド、プロビジョナルクラウン、鋳造用のレジンパターン、義歯などに適用範囲を広げ、現在では多くの歯科技工物製作時に使用可能な機器となっている[5]。

1）樹脂材料

①模型

樹脂材料から製作する代表的なものとして模型があげられる[6]（**図1**）。

近年、IOSの普及に伴い、補綴装置製作時に必要な3Dプリンタによる樹脂製の作業用模型の需要が増加している。作業用模型は石膏模型と同様に種々のものが3Dプリンタで製作可能で、石膏模型では歯型分割時や修正時に喪失する歯型周囲の歯肉部、あるいはインプラント上部構造周囲の軟組織形態が再現可能である。また必要に応じて3Dプリンタによるガム模型の製作も可能になっている。

②サージカルガイド

インプラント治療で用いるサージカルガイドが樹脂材料にて製作されている。

サージカルガイドの製作には模型製作時に使用する樹脂材料と異なり、術野の視認性の向上を目的に無色透明のクリアタイプのものが用いられる。さらにドリリング時の骨の熱傷を回避するため、注水を妨げないさまざまな工夫が施されたものも製作されている。

③ロストワックス法用レジンパターン

ロストワックス法用レジンパターンが、焼却可能な樹脂材料を用いて製作されている。レジンパターンは、固定性補綴装置では鋳造法にて製作する金属製部分、プレス成形法にて製作するオールセラミッククラウンやブリッジ、可撤性補綴装置では部分床義歯で用いるクラスプや大連結子、金属床部などをロストワックス法で製作する際に用いる。

④可撤性補綴装置

近年では可撤性補綴装置、特に全部床義歯の製

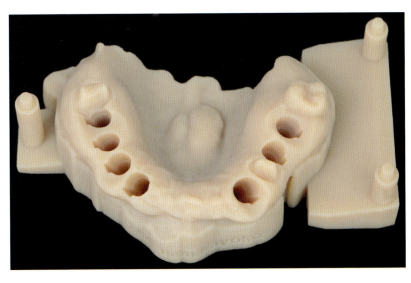

図1 インクジェット方式プリンタで造形した作業用模型。

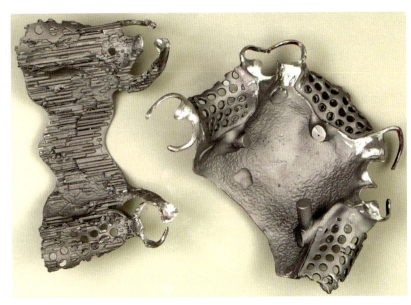

図2 粉末焼結積層法（左）と3Dプリンタで製作したレジンパターンを鋳造（右）して製作した義歯の金属部分の比較。

作に3Dプリンタが用いられている。以前は全部床義歯を構成する人工歯と義歯床の境界部を明確に再現することが困難であったが、現在では各部に適した色調の再現が可能になっている。しかし、加圧重合法や切削加工法により製作される全部床義歯と比較して、機械的強度が低い傾向にあることが報告されており、強度の改善が現在の課題になっている。

＊　＊　＊

なお、作業用模型やサージカルガイド、補綴装置には高い寸法精度が求められるため、樹脂材料を用いる技工物は製作時に発生する収縮量を考慮する必要があり、精度に影響を及ぼす造形データの配置を工夫することで対応している。

2）金属材料

固定性補綴装置、部分床義歯の金属部分が3Dプリンタにより製作される（図2）。

3Dプリンタによる金属製補綴装置の製作法は、前述したレジンパターンを鋳造する方法と、金属粉末を一層ずつ焼結して行う粉末焼結積層法がある。両者を比較すると、後者は作業工程の単純化により作業効率は向上するものの、製作物表面は粗造になるため、高い適合精度が求められる場合には前者が有利となる。そのため、現在は積層造形法と切削加工法を組み合わせて適合性の優れた補綴装置の金属部分を製作する試みが進んでおり、2023年にケルンにて開催された国際デンタルショー（IDS2023）においても出展されていた[7]。

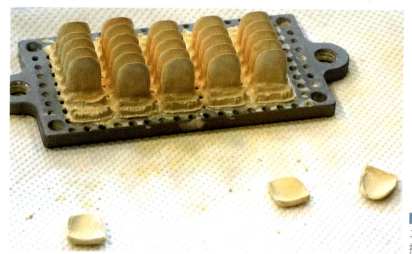

図3 3Dプリンタで造形したジルコニア製ラミネートベニア（IDS2023にて撮影）。

3）セラミックス

近年、二ケイ酸リチウム系ガラスセラミックス[2]やポーセレン、ジルコニア製の補綴装置[3,4]を3Dプリンタにより造形する試みが進んでいる（図3）。特に、切削加工法でのみ製作が可能であったジルコニア製補綴装置は、近年では3Dプリンタによる製作が可能になっている。この補綴装置は、半焼結体のジルコニア粉末と樹脂材料を用いて造形するため、完全焼結前に樹脂材料を除去する工程が必須となっている。現在、この半焼結体の補綴装置から樹脂材料の除去と、その後の完全焼結に長時間を要している。

ジルコニア製補綴装置は3Dプリンタにて製作した場合、適合性の良好な補綴装置が製作可能[3]である一方、強度では切削加工法で製作したもののほうが優れるとの報告[4]もある。今後、さらにジルコニア製補綴装置の製作法に関する研究が行われ、切削加工法から3Dプリンタによる製作法へと切り替わっていくのではないかと期待される。

3Dプリンタの種類と特徴

現在、多くの種類の3Dプリンタが臨床応用され、それぞれのプリンタごとにさまざまな特徴を有している。各種プリンタとそれぞれの特徴、製作可能な製作物を**表1**に示す。

これらのうち、造形材料が樹脂材料の製作物は、経時的寸法変化が生じる可能性が2種類の樹脂材料を用いて行った我々の基礎研究結果[8]から示唆された。このことより、造形後から長期間経過した樹脂製の製作物を使用、あるいは再使用する際には注意が必要であると考える。

表1 3Dプリンタの種類と特徴（歯科技工所における3Dプリンタの使い分けの一例）

	造形方式	光造形（レーザー光）方式	光造形（プロジェクター光）方式	光造形（液晶パネル）方式	インクジェット方式	FDM方式
	機種名 メーカー	FORM3 Formlabs	P30 （製造） Rapid Shape （販売） Straumann	DH SONIC MITHTY 4K デンケン・ハイデンタル	Objet500 Connex3 Stratasys	Adventure-e3X FLASHFORGE
	使いやすさ	○	△	○	○	○
	トラブルの少なさ	○	△	○	○	△
製作物	模型	模型（天然歯）	○	○	○	△	―
		模型（インプラント）	×	×	△	○	―
		支台歯（単独）	△	△	○	×	―
		ガム（歯肉部ピンク）	△	△	○	○	―
	レジン系技工物	個人トレー	○	○	○	○	―
		ロー堤（基礎床）	○	○	○	○	―
		プロビジョナルクラウン（TEC）	―	○	○	―	―
	インプラント	サージカルガイド	△	△	△	○	―
		インプラントブリッジ用レジン形態（フィクスチャー接合部含む）	―	○	○	○	―
		インプラントアバットメントトランスファージグ	△	△	○	○	―
	義歯	レジン床	―	○	○	―	―
		金属床	△	△	△	―	―
		クラスプレジンパターン	△	△	○	―	―
		軟性義歯床（試験段階）	△	△	△	○	―
	矯正	スプリント	△	△	○	○	―
		矯正用IDBトレー	―	○	―	○	―
	その他	顎骨モデル	―	○	○	○	○

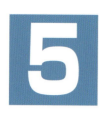

5 拡張子とデータ形式

解説 髙山美那子（九州支部／NCM Dental Lab）

　CAD/CAMでは、PC上でデータを扱うことになる。たとえば一般的な画像データでもjpeg、pngなど多くの形式があるように、CAD/CAMで扱うデータにおいても数種類あるため、その特徴と用途を理解しておく必要がある。
　本稿では、そのデータ形式と、それを表す拡張子について解説する。

拡張子とは

　拡張子とは、ファイル名末尾にある「.」ピリオドで区切られた4文字以内の英数字を指すもので、ファイルの種類を表す目印となるものである。たとえばよく使用される画像ファイルにおける「.jpg」や「.png」などのファイル名末尾の英字が拡張子である。この拡張子とアプリケーションを関連づけることにより、PCやアプリケーションの操作が可能となる。

ファイル形式と拡張子の特徴

　3Dのデータ形式は、大きく分類すると、
- 3Dモデリングや設定を行ったソフトウェアに依存するネイティブデータ形式
- 各ソフトウェアで受け渡しが可能な中間データ形式

に分類される。
　ネイティブデータ形式の特徴としては、同じソフトウェア間であれば情報の欠如がなくデータをそのまま受け渡しが可能な反面、同じソフトウェアを持っていなければ基本的に開くことが困難となる。
　それに対し中間データ形式は、同じソフトウェアを持たないもの同士でもデータのやり取りが可能になるよう開発されたデータ形式なので、ソフトウェアの有無や環境を気にすることなく3Dデータの送付を行うことができる。データの用途によって選択することも多いため、おもなデータ形式および拡張子は把握したほうがよい（**表1**）。
　デジタル歯科分野では、歯科補綴物や修復物の設計および製造をするために3Dモデルファイルに依存している。デジタル歯科でもっとも一般的に使用されるのはSTL、PLY、OBJの3つのファイル形式である。

1）STL（Stereolithography）形式

　STLは、三次元の立体形状を小さな三角形（ポリゴン）の集合体で表現するシステムである。STL形式では曲面を表現できないので、本来曲面になる部分ではモデルを形成する三角形を細かくして曲面を生成している（**図1**）。

2）PLY（Polygon File Format）形式

　PLYはSTLと比較してより多用途性を備えている。形状だけでなく、色、テクスチャーなど追加のデータも保存が可能であることから、スマイルデザインや仮想試着など、視覚表現を必要とするアプリケーションに適したデータとなっている。

表1 ネイティブデータ形式と中間ファイル型式で分類されるおもな拡張子の例

ネイティブデータ形式	説明	長所	短所
.rst	Dentsply SironaのCADのオリジナルファイル形式。CERECに対応している。	データの欠如がなく、同じソフトウェアでデータをそのまま受け渡し可能。	同じソフトウェアでなければファイルを開けない。
.lab	Dentsply SironaのCADのオリジナルファイル形式。InLabに対応している。		
.dxd .cam	Dentsply SironaのCADのオリジナルファイル形式。CERECおよびInLabに対応している。		
.dcm	3 Shapeのオリジナルファイル形式。TRIOSやDental Systemに対応している。		

中間ファイル形式	説明	長所	短所
.stl	3D System が開発したファイル形式。データの編集は難しいが、3Dプリントをする上での標準形式で、多くのCADソフトウェアで読込み・書出しが可能。	もっとも多くのソフトウェアに受け入れられている形式。シンプルさにより、取り扱いと処理が容易になる。	色、テクスチャー、その他の追加データが含まれていない。
.ply	スタンフォード大学が公開しているレンジデータを元にしたファイル形式。カラーデータの保持できる。	形状だけでなく、色、テクスチャー、詳細情報追加ができ、視覚的な表現が強化されている。	データが大きく、対応できるソフトウェアが少ない。処理前に追加の変換手順が必要になる場合がある。
.obj	Wavefrontが開発したファイル形式。表面材質やテクスチャー情報も保持できる。多くの3Dモデリング、レンダリングソフトウェアが対応している。	PLYと同様にテクスチャーと色の情報を保存し、対応ソフトウェアも多い。	特にテクスチャーを含むとデータが大きくなる。

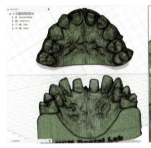
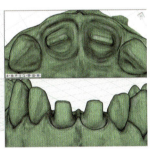

図1 CEREC Primescan (Dentsply Sirona) でスキャンを行い、STLのポリゴンの形状を確認したもの。曲面の部位では三角の形状が変わり曲面を形成している。

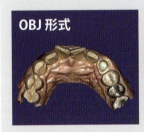
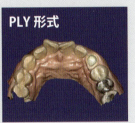

図2 exocadでのOBJ (左) とPLY (右) の比較写真。同じデータでもカラーやテクスチャーに違いがある。OBJがやや陰影が濃く、PLYは全体的に明るく陰影が薄く見える。

3) OBJ (Object) 形式

　OBJは3Dファイルの拡張子であり、同じメッシュテクスチャーを共有しているが、モデルはSTLの三角形の面ではなく四角形の面から組み合わされる。OBJファイルには色とテクスチャーの情報も含まれているため、デジタル歯科分野で広く使われるファイル形式として、3Dモデリングおよびレンダリングアプリケーションにおいて使用されている。

　OBJはジオメトリとテクスチャーの両方を保存できるため、PLY同様に詳細な視覚表現が可能である（図2）。さらにさまざまなソフトウェアプラットフォームとの互換性があり、複雑なモデルの処理が可能であることから、高度なシミュレーションや仮想治療計画立案に最適なファイル形式となっている。

　　　　　＊　＊　＊

STL、PLY、OBJのどれを選択するかは、3Dモデルに何が必要かによって判断する必要がある。シンプルさと幅広い互換性が重要な場合ではSTLが最良の選択になる場合もある。一方、詳細な色やその他のデータが必要な場合にはPLYまたはOBJを検討するほうがよい。

COLUMN

CAD/CAM機器を活用したこれからの運用の展望

解説 植田愛彦（九州支部／愛デンタルクリニック）

1．歯科医師の展望

IOSにより得られるさまざまなデータは、診療の質の向上に貢献する。今後はIOSとCTや顔貌データを組み合わせ、運動も踏まえた設計が可能になる（図A、B）。誰でも簡単に熟練の設計ができるため、歯科医師の熟練の方向は診断や設計、運動や生体親和性、長期維持へと変化するだろう。たとえば、

- 気道計測を踏まえた咬合位や咬合高径の設定
- 近赤外線などによるう蝕診断
- タイムラプスによる咬合管理

などが可能になる。

なおすべてがデジタル優位になり、さらにAIがアシストすることから、患者の歯科医師選択基準は

- 患者との対話力や理解力
- プレゼンテーション能力

など、かえってアナログ重視となるだろう。

2．歯科技工士の展望

歯科技工士は、患者がアバターで来訪し、歯の形態や色調のみならず、より顔貌にマッチした正中線や歯の大きさ、被蓋だけでなく顎運動や顎関節の形態に合わせた咬合平面や咬頭傾斜を、歯科技工所にいながらデザインできるようになるだろう。AIが顎運動を分析できるようになれば、咬合器上のゴシックアーチがなくても生体にマッチしたデザインができるようになる。結果、歯科技工士はもっと理学療法士的な側面を持つことになるだろう。

3．歯科衛生士の展望

歯科衛生士は歯科医師の補助としてではなく、デジタル介入によるコンサルテーションや指導により、患者の健康を守る教育的健康アドバイザーとして活躍するだろう。

4．患者や他のスタッフの展望

患者や歯科助手、受付までがCAD/CAM機器を用いたデータを使用するだろう。データはクラウド管理が基本となり、携帯端末でも確認することができる。患者はデジタルデータを持ち帰り、教育やコンサルテーションなどを受けるだけでなく、携帯端末で撮影した自身のデータを医院に送りAI診断を受けることもできるなど、多くの恩恵にあずかることができるだろう。

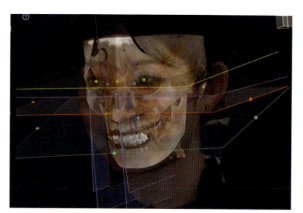

図A 三次元アバターを歯科技工所でダウンロードすることで、瞳孔線や正中線、歯冠長や前後的被蓋、顔貌などより多くの情報から設計可能となり、患者の希望と齟齬のない設計ができるようになる。

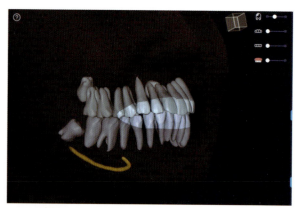

図B 歯と下顎管のセグメンテーション表示。下顎管との距離などがわかりやすい。また、歯根形態や根数、湾曲状態を顔貌のデータとマッチングさせることができる。アーチファクトの強いCT画像でも、IOSデータとマッチングすることでセグメンテーションできる。

CHAPTER 4

ラボとの連携

BASIC

1 院内歯科技工所が考える CAD/CAM技工における歯科医院との連携

解説 久保田 香令・尾﨑 栞・前澤由莉子
（関東甲信越支部／こばやし歯科クリニック・セラミックスタジオひゃん）

　多くの歯科技工士が《対模型》の仕事が多い中、院内歯科技工所の歯科技工士は《対患者》の環境で仕事をする。これは歯科医院に併設している環境の院内歯科技工所ならではであり、歯科医師との密な連携は院内歯科技工所の最大のメリットでもある。

　本稿では、院内歯科技工所と歯科医院の連携について、CAD/CAM技工を軸に解説したい。

筆者らの歯科医院における歯科技工士の役割

　当院では現在5社のIOSを治療内容に沿って使い分けている。

　歯科医師による口腔内スキャニング後は、マージンラインの確認、使用する補綴装置の材料に沿った形成量の確認、対合歯とのクリアランスの確認などのチェックのため、歯科技工士が診療室に呼ばれる。マージン不明瞭のための再撮影やクリアランス不足による再形成などは患者にも歯科医院にも不利益が生じるため、印象採得の時点で歯科技工士が立ち合い、その場で歯科技工士目線でのさまざまな確認を行うこともある。

　技工物製作の際のシェードテイキングも、作り手である歯科技工士が歯科医師と一緒に行っている。患者と直接顔を見合わせて意思疎通を図ることにより信頼関係が生まれ、細かいニュアンスまで要望を汲み取ることができ、よりよい技工物の製作に繋がると考えている（**図1**）。

　このように歯科技工士は、歯科医師との密な連携のために多岐にわたって診療室に出向き、患者再来院のリスクを回避するよう務めている。これは歯科医師や患者にとって有意義なことではないだろうか。

院内歯科技工所ならではの密なコミュニケーション

　当院では2社のCADソフトウェアを使用し、設計終了後には再度歯科医師との擦り合わせを行うようにしている。歯科医師の確認がすぐに取れず作業が滞ることも多々あり手間でもあるが、院内歯科技工所として要所要所で歯科医師に確認を取ることは必要不可欠なひと手間だと考えている。

　また、模型が存在しないデジタル技工が増えてきた結果、歯科技工指示書がなければ仕事の依頼すら気づくことができないこともある。ゆえに歯科技工指示書は以前よりさらに重要な位置づけとなった。しかし、歯科技工指示書に対する歯科医師の認識には差があり、院内の歯科医師には「指示書の書きかたが良くも悪くも技工物に反映される」と伝え、歯科技工指示書には細かいところまでの記入を徹底するよう依頼している（**図2**）。

　納品時には必ず技工物とともに歯科技工録（2013年4月1日より義務化）を添付しているが、そこにシェードや使用材料など歯科技工士側から歯科医師側への伝達事項や要望などを記載し、セット時にカルテに添付してもらうよう徹底している（**図3**）。これによりカルテを見れば簡単に過去の技工作業の内容も確認できるようになり、歯科技工士としてもとても便利である。

　さらに、業務の80％を効率化できる歯科特化型予約管理システムを利用し、歯科医師と歯科技

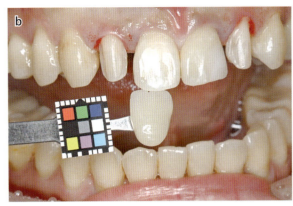

図1a 歯科技工士によるシェードテイキングの風景。

図1b キャスマッチを用いたシェードテイキング。

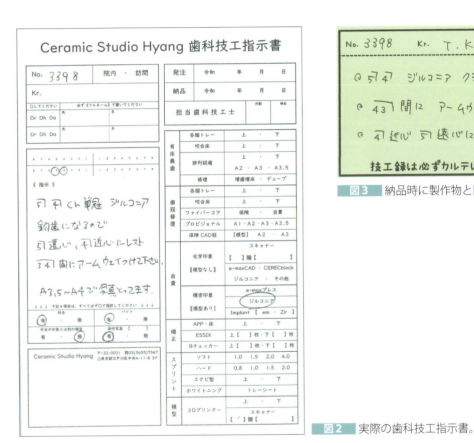

図2 実際の歯科技工指示書。

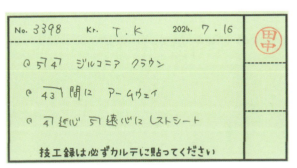

図3 納品時に製作物と同封する実際の歯科技工録。

工士間でも患者のスケジュールを共有している。院内情報が一括管理されているため、患者の過去から現在の治療履歴を簡単に把握することができ、指示書に記載されていない性別や年齢などの細かな情報を得ることもできる。また、ノートに書いているかのように簡単に操作でき、目立たせたいところに色や光でマークを付与することができるため、セット時の歯科医師への伝達ツールとして、歯科技工録と併用して利用している。

* * *

院内歯科技工所は、歯科医師と必要に応じてその都度密な連携を取ることができる。何よりも、歯科医師と歯科技工士を繋ぐ重要なツールである歯科技工指示書に書ききれない要素を汲み取ることができるという環境こそが、院内歯科技工所ならではであろう。

よりよいチーム医療の提供に繋がるよう、これからも日々臨床に励みたいと考えている。

BASIC

2 コマーシャルラボが考える CAD/CAM技工における歯科医院との連携

解説 長谷川篤史・千葉雄友・佐藤由依・原 久美子
（関東甲信越支部／オーガンデンタルラボ株式会社）

デジタルにより大きく変化した歯科医院との連携

業務がデジタル化されている現代では、FAXがE-mailになり、E-mailがSMSになった。電話でのコミュニケーションは激減し、連携面において必要なコミュニケーションの手段も、従来の電話やE-mailに加えて、歯科医院側と歯科技工所側で複数のスタッフ間のグループチャットを使用し、伝わりづらい情報などもテキストや画像を用いて同時に記録が残るように情報共有するようになった（図1）。さらにオンラインミーティングなどを使用すれば、より迅速で効率のよい連携を取ることもできる。

歯科技工士の業務である技工作業もデジタル化によって大きく様変わりし、CAD/CAMでの作業が多くなった。JPG画像やフェイススキャンデータ、またDICOMデータやSTLデータなど、さまざまなデジタルデータが普及し、これまでのアナログ作業においては入手困難であった情報も、オンラインストレージなどを介して、我々コマーシャルラボとチェアサイドでシームレスに共有することができるようになった。

なかでも顔貌の情報をCADソフトウェア上で前歯部のデザインなどの参考にできるスマイルデザインは、かつてのモニター越しの確認や歯科医院での立ち会いと異なり、まるで口腔内でワックスアップを行っているかのようにデザインすることができる。これは常にモニター内でトライインしている状況と同じである。これらの手法はフェイススキャナーなどの登場により今では珍しくない技術になりつつあるが、かつてのアナログ技工を思い返し比べてみても、歯科医院との連携面においてデジタルならではの革新的な技法ではないだろうか（図2）。

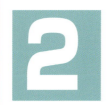

図1 グループチャットでのコミュニケーションの実際。テキストとJPG画像で綿密に話し合うことができる。また歯科技工士のタイムスケジュールと異なり、歯科医師は常に患者を治療しているので、合間をみて返信できることもメリットの1つである。

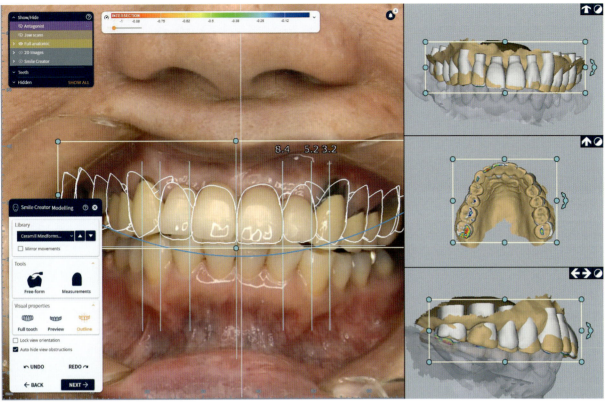

図 2a exocad による 2D-JPG 画像を使用したデザイン。このシステムでは、デジタルカメラの画像を使用するため特別な機器が必要でなく、手軽に日常業務に組み込むことができると考える。しかし 3D ではないため、ジェットバイトなどのエッジポジションはプロビジョナルのデータを参考にデザインする必要がある。

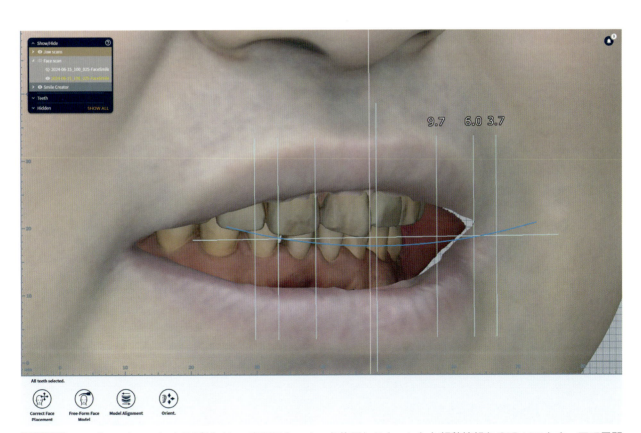

図 2b フェイススキャンによるデザイン。専用スキャナーを使用しスキャンした顔貌情報を CAD ソフトウェアで展開しデザインすることができる。JPG 画像のように 2D ではなく 3D で表示されるため、ジェットバイトのような前歯部エッジポジションなどは参考にしやすい。しかし現状では、メーカーによって模型データである STL ファイルとフェイススキャンデータのマッチングが精度的に不透明である。

ジルコニアの進化に伴うシェードテイキングの進化

歯科のデジタル化を加速させたCAD/CAMシステムであるが、その技術（特に切削加工システム）を支えてきたのはジルコニアの歯科応用ではないだろうか。現在はPMMAやコンポジット、金属などさまざまなマテリアルを切削加工することができるが、ジルコニアはCAD/CAMシステムにて切削し焼成することで容易に製作することが可能になった。

このジルコニアも年々進化を遂げている。従来型のTZP（3Y）から高透光性PSZ（5Y）、そして高強度PSZ（4Y）のように、透光性に優れ、かつ強度も約600〜1,200MPaと非常に高いものになった。さらに単色型、単一組成積層型、そして混合組成積層型へと進化し、色調面においてもマルチレイヤーが利用可能である。

このカラーリングジルコニアは、各メーカーによってカラーパウダーの配合などが異なるため、シェードガイドと多少異なることが多い。そこで筆者らは、使用しているジルコニアのカスタムシェードガイドを製作し、チェアサイドでのシェード写真撮影時に使用し始めている（図3）。使用しているジルコニアの色調をシェードガイドとして使用できるため、技工作業時における色調確認が容易になった。

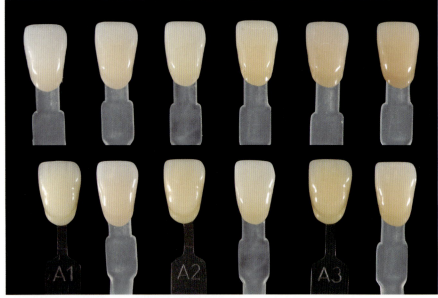

図3a ジルコニアカスタムシェードガイドと一般的なシェードガイドの色の違い（上：筆者らが製作したカスタムシェードガイド、下：一般的に使用されているシェードガイド）。さまざまなジルコニアディスクが各メーカーから販売されているが、メーカーによって多少色味が異なる。チェアサイドで使用しているシェードガイドとも異なるため、普段使用しているジルコニアのシェードガイドをカスタムで製作することが、ジルコニア選択の1つの指標になる。

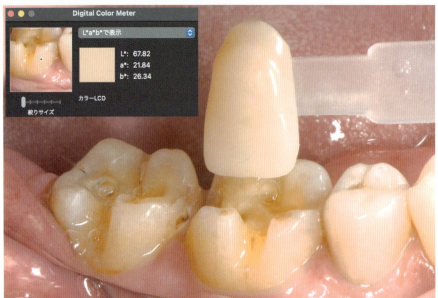

図3b カスタムシェードガイドを使用したシェードテイク画像。実際に切削加工し焼結した色調のカスタムシェードガイドを使用することで、できるだけ近い色味のジルコニアを選択することができる。またカラーリングをする際も、ベースの色がシェードガイドと一致しているため指標にしやすい。

CAD/CAM 臨床の質をもっと高めるために

　デジタルは今後も日進月歩し、新しい技術が生まれるであろう。それにより手技・手法という面では効率化や一定の精度もマネジメントすることができる。しかし、コミュニケーションにより得られた患者やチェアサイドの要望に応え、かつCAD/CAM 臨床の質を高めるためには、

- どのような形態にデザインしたらよいのか？
- どのような咬合を与えたらよいのか？

といったコンセプトの理解や、デジタル技術で製作されたクラウンなどにアナログの技術を融合させ、よりブラッシュアップする能力も、歯科技工士には求められていると考える（**図4**）。

　歯科技工士は、デジタルであろうとアナログであろうと、患者の口腔内で機能し、審美的にも調和する補綴物を製作するという目標は変わることはない。これらの目標を達成するためには、さまざまなデジタルコミュニケーションツールを活用して歯科医院との連携を図ることが大事であり、デジタル・アナログ双方のメリットを理解した上で、最良の結果を得るためにそれらを組み合わせることが重要ではないだろうか。

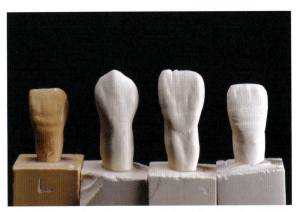

図4a 歯科技工士による石膏カービング。歯の形態を正確に理解することは、デザインの質を高めるだけでなく、切削加工されたクラウンの形態修正や微調整を行う上でも重要なテクニックだと考える。

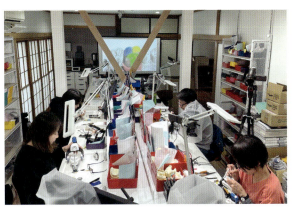

図4b 月1回、筆者らは社内研修を行っている。社内研修では、デジタル・アナログに捉われることなく、よい補綴物を製作する、そしてイメージできるようなトレーニングを行っている。

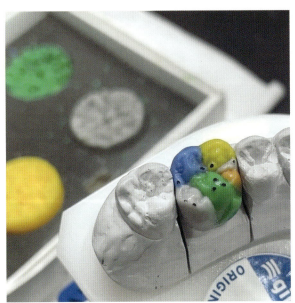

図4c 社内研修時に行った臼歯部のワックスアップ。アナログでのワックスアップを行い、コンタクトポイントの位置や歯の形態、咬合器の使いかたなど、トレーニングを行っている。このようなトレーニングを行い、コンセプトや形態をデジタルに応用している。

COLUMN

インハウス？ アウトソーシング？

解説 千葉 崇（東北支部／Your Dental Clinic 仙台一番町）

歯科臨床における CAD/CAM システムでは、光学印象採得を行い、マージンを引いて、補綴装置の設計を行うまでが CAD ソフトウェアの仕事である。そしてその設計したデータをもとに各種マテリアルを切削加工機や 3D プリンタを使用して補綴装置や模型を製作するのが CAM ソフトウェアの仕事である（図A）。

現在、保険診療として認可されている CAD/CAM 冠をはじめ、セラミックインレー、ジルコニアブリッジ、インプラント上部構造体、ラミネートベニアなどさまざまな補綴装置が製作可能だが、院内ですべて完結させるためには、それなりの投資と知識と技術、そして院内歯科技工士の存在が必須である。そして、どこまで院内で行い、どこから外部歯科技工所などに委託するのか、個々の線引きと後々の発展性も視野に入れた長期的な展望が重要である。

CAD/CAM 臨床を開始するにあたり最低限必要なものが光学印象システムであり、現在では CAD ソフトウェアの付属しない比較的安価に導入できるものも多い。光学印象カメラのみの場合、院内で光学印象採得し、そのデータをクラウドなどにアップロード➡外注先歯科技工所にて設計➡補綴装置製作➡歯科医院に納品というステップになる。これは自院で製作を一切行わないスタイルである。

院内で少なくとも保険の CAD/CAM 冠やセラミックインレーの即日修復などを行うには、CAD ならびに CAM のソフトウェアと CAM 用切削加工機が必須となる。ただし、保険 CAD/CAM 冠の院内製作には施設基準として歯科技工士の在籍または外部から歯科技工士の出張設計が条件となる。

セラミッククラウンによる前歯領域への適応を視野に入れるならば、ステインキットやグレーズ焼成用のファーネスの購入が必要となり、これに伴い、強化型セラミックのクリスタライゼーション（結晶化）も可能となる。最近ではインレーか

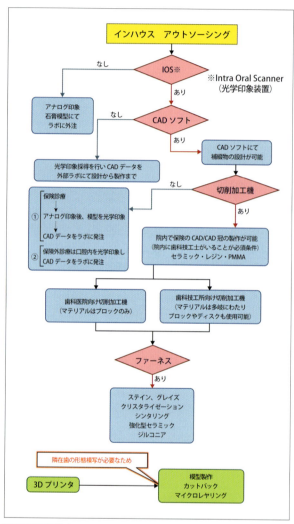

図A 歯科治療における CAD/CAM システムの流れ。多数歯補綴を行う際にはアナログ模型が必要になることがある。

ら 3 歯程度の比較的小さなジルコニアのシンタリングも可能なマルチファーネスも販売されており、一気に症例の幅が広がるが、さらに大きな症例を院内で行うのならば、ブロックではなくディスクを切削加工するような歯科技工所向けの切削加工機、CAD/CAM ソフトウェア、シンタリングファーネスが必須となる。ある程度の投資は必要ではあるが、ほとんどの症例を院内完結でき、場合によってはアウトソーシングされる側になることも可能ではないだろうか。

参考文献一覧

▶ **Chapter 1-2 CAD/CAM 臨床の具体例 －即日修復－**
1. Sama APB, Morais E, Mazur RF, Vieira SR, Dached RN. CAD/CAM in dentistry-a critical review. Rev Odonto Cienc 2016;31(3):140-144.
2. Lee SJ, Betensky RA, Gianneschi GE, Gallucci GO. Accuracy of digital versus conventional implant impressions. Clin Oral Implants Res 2015;26(6):715-719.
3. 髙見澤俊樹, 辻本暁正, 宮崎真至. 根管象牙質への接着. In：坪田有史, 川本善和（編）. これから始める・さらに深める ファイバーポストレジンコアの臨床. 東京：デンタルダイヤモンド社, 2018:59-64.

▶ **Chapter 1-3 CAD/CAM の歴史 ①機器（IOS を中心に）**
1. Notes from an intarview with Dr.Francois Duret June 30, 2017 by Hsuan.

▶ **Chapter 1-3 CAD/CAM の歴史 ②マテリアル**
1. 池田弘, 清水博史. CAD/CAM 用ポリマー含浸セラミックスの現状と将来展望. 日歯理工誌 2023;42(2):111-117.
2. 小峰太, 藤澤政紀, 二瓶智太郎, 疋田一洋, 宮地秀彦, 竹市卓郎, 新谷明一, 今村光志, 加藤正治, 中村昇司. 保険診療でできるメタルフリー修復治療. 全歯種対応・CAD/CAM 冠のすべて. 東京：クインテッセンス出版, 2021.
3. 高機能セラミックス 3D プリンター造形技術とは？ https://lab-brains.as-1.co.jp/for-biz/2021/08/37094/（2024 年 7 月 1 日アクセス）
4. 歯科分野での 3D プリンター活用と今後の可能性－倉繁歯科技工所. https://news.sharelab.jp/interviews/kurashige-221214/（2024 年 7 月 1 日アクセス）

▶ **Chapter 2-2 マテリアルの選択 ①概論**
1. 伴清治（編著）. CAD/CAM マテリアル完全ガイドブック. 臨床に役立つ材料選択と接着操作. 東京：医歯薬出版, 2017.
2. 日本デジタル歯科学会（監修）, 末瀬一彦, 宮﨑隆（編）. 補綴臨床別冊. 最新 CAD/CAM 歯冠修復治療. 東京：医歯薬出版, 2014.
3. 草間幸夫, 武末秀剛, 佐々木英隆. これからのチェアサイド CAD/CAM 診療ガイド. 東京：デンタルダイヤモンド社, 2017.
4. 日比野靖. ライブ歯科理工学. 第 2 版. 東京：学建書院, 2004.
5. 伴清治. 2 章 素材と種類とその特徴. In：岡村光信, 坪田有史, 伴清治, 宮崎真至（編著）. オールセラミック成功するためのストラテジー. 東京：医歯薬出版, 2014：39-65.

▶ **Chapter 2-2 マテリアルの選択 ②分類**
1. 中嶌裕, 西山典宏, 宮﨑隆, 米山隆之（編集幹事）. スタンダード歯科理工学. 第 6 版. 生体材料と歯科材料. 東京：学建書院, 2016.
2. 伴清治. 歯科用ジルコニアの材料学入門. 第 3 回ジルコニアは何故強いのか？ 補綴臨床 2013;46(6):632-645.
3. 伴清治（編）. CAD/CAM マテリアル完全ガイドブック. 臨床に役立つ材料選択と接着操作. 東京：医歯薬出版, 2017.
4. 日本デジタル歯科学会（監修）, 末瀬一彦, 宮﨑隆（編）. 補綴臨床別冊. 最新 CAD/CAM 歯冠修復治療. 東京：医歯薬出版, 2014.

▶ **Chapter 2-2 マテリアルの選択 ④強化型ガラスセラミックス**
1. 伴清治（編著）. CAD/CAM マテリアル完全ガイドブック. 臨床に役立つ材料選択と接着操作. 東京：医歯薬出版, 2017.
2. 草間幸夫, 武末秀剛, 佐々木英隆. これからのチェアサイド CAD/CAM 診療ガイド. 東京：デンタルダイヤモンド社, 2017.

▶ **Chapter 2-2 マテリアルの選択 ⑤歯科用ジルコニア**
1. 宮﨑隆, 堀田康弘, 藤島昭宏, 片岡有, 柴田陽. CAD/CAM 用歯科材料の進化. 昭和学士会誌 2015;75(1):12-20.
2. 増田長次郎. ジルコニアを理解し, 包括的に幅広く歯科臨床へ応用する. －材料をいかに生かして補綴装置を作り上げるか－. 日補綴会誌 2012;4(2):148-155.
3. 伴清治. デジタルデンティストリーにおけるマテリアル選択. 日補綴会誌 2018;10(3):209-215.
4. 高橋英和. モノリシックジルコニアレストレーションの臨床 UPDATE. 歯界展望 2023;141(2):296-307.
5. Abdulmajeed A, Sulaiman T, Abdulmajeed A, Bencharit S, Närhi T. Fracture load of different zirconia types: a mastication simulation study. J Prosthodont 2020;29(9):787-791.
6. Jurado CA, Tsujimoto A, Guzman LG, Fischer NG, Markham MD, Barkmeier WW, Latta MA. Implant therapy with ultratranslucent monolithic zirconia restorations in the esthetic zone: a case report. Gen Dent 2020;68(1):46-49.
7. Nakamura T, Nakano Y, Usami H, Okamura S, Wakabayashi K, Yatani H. In vitro investigation of fracture load and aging resistance of high-speed sintered monolithic tooth-borne zirconia crowns. J Prosthodont Res 2020;64(2):182-187.
8. Miura S, Shinya A, Ishida Y, Fujita T, Vallittu P, Lassila L, Fujisawa M. The effect of low-temperature degradation and building directions on the mechanical properties of additive-manufactured zirconia. Dent Mater J 2023;42(6):800-805.
9. Miura S, Shinya A, Ishida Y, Fujisawa M. Mechanical and surface properties of additive manufactured zirconia under the different building directions. J Prosthodont Res 2023;67(3):410-417.

▶ **Chapter 2-2 マテリアルの選択 ⑥ポリマー浸潤型ガラスセラミックス（VITA ENAMIC®）**
1. VITA ENAMIC Technical and scientific documentation Date of issue 02.19（https://mam.vita-zahnfabrik.com/portal/ecms_mdb_download.php?id=82333&sprache=en&fallback=&rechtsraum=&cls_session_id=&neuste_version=1 ／2024 年 12 月 2 日アクセス）
2. Sonmez N, Gultekin P, Turp V, Akgungor G, Şen D, Mijiritsky E. Evaluation of five CAD/CAM materials by microstructural characterization and mechanical tests: a comparative *in vitro* study. BMC Oral Health 2018;18(1):5.
3. Egilmez F, Ergun G, Cekic-Nagas I, Vallittu PK, Lassila LVJ. Does artificial aging affect mechanical properties of CAD/CAM composite materials. J Prosthodont Res 2018;62(1):65-74.
4. Aladağ A, Oğuz D, Çömlekoğlu ME, Akan E. *In vivo* wear determination of novel CAD/CAM ceramic crowns by using 3D alignment. J Adv Prosthodont 2019;11(2):120-127.
5. Gunal B, Ulusoy MM. Optical properties of contemporary

monolithic CAD-CAM restorative materials at different thicknesses. J Esthet Restor Dent 2018;30(5):434-441.

▶ **Chapter 2-2 マテリアルの選択 ⑦ CAD/CAM 冠用ブロック**
1. Inomata M, Harada A, Kasahara S, Kusama T, Ozaki A, Katsuda Y, Egusa H. Potential complications of CAD/CAM-produced resin composite crowns on molars: A retrospective cohort study over four years. PLoS One 2022;17(4):e0266358.
2. Komine F, Honda J, Kusaba K, Kubochi K, Takata H, Fujisawa M. Clinical outcomes of single crown restorations fabricated with resin-based CAD/CAM materials. J Oral Sci 2020;62(4):353-355.
3. Kimura H, Morita K, Nishio F, Abekura H, Tsuga K. Clinical report of six-month follow-up after cementing PEEK crown on molars. Sci Rep 2022;12(1):19070.
4. Hiraba H, Nishio K, Takeuchi Y, Ito T, Yamamori T, Kamimoto A. Application of one-piece endodontic crowns fabricated with CAD-CAM system to molars. Jpn Dent Sci Rev 2024;60:81-94.

▶ **Chapter 2-2 マテリアルの選択 ⑧ PMMA**
1. 伴清治．第3章 レジン系 CAD/CAM マテリアル．In: 伴清治（編著）．臨床に役立つ材料選択と接着操作．CAD/CAM マテリアル完全ガイドブック．フルジルコニアクラウン．保険適用ハイブリッドレジン．プレスセラミックス．金属冠．東京：医歯薬出版,2017:70-71.

▶ **Chapter 2-3 防湿 ①なぜ防湿が必要なのか**
1. Amsler F, Peutzfeldt A, Lussi A, Flury S. Bond strength of resin composite to dentin with different adhesive systems: influence of relative humidity and application time. J Adhes Dent 2015;17(3):249-256.
2. Chiba Y, Miyazaki M, Rikuta A, Moore BK. Influence of environmental conditions on dentin bond strengths of one-application adhesive systems. Oper Dent 2004;29(5):554-559.
3. Kameyama A, Asami M, Noro A, Abo H, Hirai Y, Tsunoda M. The effects of three dry-field techniques on intraoral temperature and relative humidity. J Am Dent Assoc 2011;142(3):274-280.

▶ **Chapter 2-3 防湿 ②ラバーダム防湿**
1. 淺井知宏，三橋晃，林誠，坂東信，古澤成博，前田英史．歯内療法におけるラバーダム防湿に関する調査．－2019-2020－．日歯内療誌 2021;42(3):166-173.
2. 日本臨床歯科 CADCAM 学会．CCC コース 2023．ラバーダム・Build up & Dentin sealing．
3. 馬場聖，浦羽真太郎．まるわかりラバーダム防湿法．すべての歯内治療のために．東京：医歯薬出版，2022.

▶ **Chapter 2-4 前処置 ②ディープマージンエレベーション（DME）**
1. Dietschi D, Spreafico R. Adhesive Metal-Free Restorations: Current Concepts for the Esthetic Treatment of Posterior Teeth. Berlin: Quintessence Pub Co., 1997.
2. Magne P, Harrington S, Spreafico R. Deep margin elevation: a paradigm shift. Am J Esthet Dent 2012;2:86–96.
3. Sarfati A, Tirlet G.（解説：大河雅之）．QDT International Article. 生物学的幅径を再考する．ディープマージンエレベーションと歯冠長延術．QDT 2019;9:44-63.

▶ **Chapter 2-4 前処置 ③支台築造**
1. 坪田有史．支台築造とファイバーポストコアの現状．日補綴会誌 2017;9(2):94-100.
2. 坪田有史．接着と合着を再考する．支台築造を中心に．日補綴会誌 2012;4(4):364-371.
3. 川本善和．ITFC システムを応用した症例．DENTAL DIAMOND 2017;42(13):81-86.
4. 西谷佳浩，西谷登美子，糸田俊之，高畑安光，吉山昌宏．水酸化カルシウムペーストがセルフエッチングプライマーシステムの根管象牙質への接着強さに及ぼす影響．接着歯学 2004;22(2):103-109.
5. 高見澤俊樹，渡邉孝行，森健太郎，辻本暁正，色川敦士，前田徹，長谷川賢，宮崎真至．仮着用セメントの除去法が合着用セメントの歯質接着性に及ぼす影響．日歯保存誌 2008;51(2):210-217.
6. 中野宏俊，有田忠充．スーパーボンドを利用した支台築造について．日本歯科評論 2012;72(1):59-66.
7. 真鍋顕．「iTFC システム」による新しい概念の支台築造．日本歯科評論 2007;67(7):99-104.
8. 村原貞昭，上之段麻美，迫口賢二，嶺崎良人，田中卓男，南弘之．CAD/CAM ハイブリッドレジン冠の繰り返し衝撃荷重に対する破折抵抗性．接着歯学 2017;35(1):1-5.
9. 原嶋郁郎，中林宣男，平澤忠．レジンとレジンの接着．接着歯学 1993;11(3):156-164.

▶ **Chapter 2-5 形成 ①メタル修復との比較**
1. 田上順次，奈良陽一郎，山本一世，斎藤隆史（監修）．保存修復学 21．第六版．京都：末永書店，2022.
2. 石井拓男，渋谷鉱，西巻明彦．第9章歯科医学に貢献した発見・発明．In: 石井拓男，石橋肇，佐藤利英，渋谷鉱，西巻明彦，平田創一郎．スタンダード歯科医学史．第2版．東京：学建書院，2023.
3. 日本歯科保存学会．CAD/CAM インレーの臨床指針．https://www.hozon.or.jp/member/statement/file/guideline_CADCAM.pdf（2025 年 1 月 29 日アクセス）
4. 日本補綴歯科学会．保険診療における CAD/CAM 冠の診療指針 2024．https://www.hotetsu.com/files/files_1069.pdf（2025 年 1 月 29 日アクセス）
5. ジーシーホームページ．CAD/CAM 冠の臨床ポイント https://www.gc.dental/japan/gcemlinkace/pdf/cadcam_point.pdf（2025 年 1 月 29 日アクセス）
6. モリタ DENTAL PLAZA. 175 号 WINTER．前歯部保険適用 CAD/CAM 冠材料「カタナ® アベンシア® N」の特長．https://www.dental-plaza.com/academic/dentalmagazine/no175/175-3/（2025 年 1 月 29 日アクセス）
7. Dérand T. Analysis of stresses in loaded models of porcelain crowns. Odontol Revy 1974;25(2):189-206.

▶ **Chapter 2-5 形成 ②形成のポイント**
1. Arnetzl GV, Arnetzl G. Design of preparations for all-ceramic inlay materials. Int J Comput Dent 2006;9(4):289-298.
2. Ahlers MO, Mörig G, Blunck U, Hajtó J, Pröbster L, Frankenberger R. Guidelines for the preparation of CAD/CAM ceramic inlays and partial crowns. Int J Comput Dent 2009;12(4):309-325.
3. Arnetzl G, Arnetzl GV（著），篠原俊介（監訳）．オールセラミック修復のためのプレパレーションガイドライン．東京：クインテッセンス出版，2011.

▶ **Chapter 2-6 光学印象 ①光学印象のメリットと仕組み**

1. Scheimpflug, Theodor. 1904. Improved method and apparatus for the systematic alteration or distortion of plane pictures and images by means of lenses and mirrors for photography and for other purposes. GB Patent No. 1196. Filed 16 January 1904, and issued 12 May 1904
2. 堀田康弘. 口腔内スキャナに使われる三次元光計測法の基礎知識. 日補綴会誌 2021;13:291-298.
3. Tanaka S, Baba K. Current status and future prospective of digital based prosthetic dentistry. Ann Jpn Prosthodont Soc 2017;9:38-45.
4. Ender A, Zimmermann M, Mehl A. Accuracy of complete- and partial-arch impressions of actual intraoral scanning systems in vitro. Int J Comput Dent 2019;22(1):11-19.
5. Axel Schwotzer. Measuring device and method that operates according to the basic principles of confocal microscopy. US Patent 2007/0296959 Al; 2007.

▶ **Chapter 2-6 光学印象 ②印象採得のコツ**

1. 北道敏行. 口腔内スキャナーの現状と注意点. プライムスキャンを使用した臨床. モリタデンタルマガジン 2020;172:42-46.
2. 松永圭. CEREC 光学印象を効率的に行うためのテクニック. 日本臨床歯科 CADCAM 学会誌 2018;8:33-35.

▶ **Chapter 2-7 設計**

1. Van Steenberghe D. Tissue Integration in Oral and Maxillofacial Reconstruction. Amsterdam: Excerpta Medica, 1986:326-332.
2. May LG, Kelly JR, Bottino MA, Hill T. Effects of cement thickness and bonding on the failure loads of CAD/CAM ceramic crowns: multi-physics FEA modeling and monotonic testing. Dent Mater 2012;28(8):e99-109.

▶ **Chapter 2-8 修復物製作 ②研磨・表面仕上げ**

1. 伴清治（編著）. 臨床に役立つ材料選択と接着操作. CAD/CAM マテリアル完全ガイドブック. 東京：医歯薬出版, 2017:24.

▶ **Chapter 2-9-2 口腔内セット・接着 ②歯質の表面処理**

1. 日本接着歯学会（編）. 接着歯学. 第2版. 東京：医歯薬出版, 2015.

▶ **【まとめ】IOS を使用したチェアサイド型臨床において知っておきたい事項**

1. ZERO. 世界デンタル CAD 市場シェア現況. https://www.dentalzero.com/news/articleView.html?idxno=10824 （2025年1月29日アクセス）
2. Society for Dental Ceramics（編），山﨑長郎（訳・著）. All-Ceramics at a Glance. オールセラミックスレストレーションの臨床基準. 東京：医歯薬出版, 2008.

▶ **Chapter 3-1 概論：IOS の将来展望**

1. Mordor Intelligence. 口腔内スキャナーの市場規模と市場規模株式分析 - 成長傾向と成長傾向予測（2024〜2029年）. https://www.mordorintelligence.com/ja/industry-reports/intraoral-scanners-market（2025年1月29日アクセス）
2. 日本歯科医師会. 2040年を見据えた歯科ビジョン. 令和における歯科医療の姿. https://www.jda.or.jp/dentist/vision/（2025年1月29日アクセス）

▶ **Chapter 3-4 3D プリンタの臨床応用と今後の展望**

1. Balhaddad AA, Garcia IM, Mokeem L, Alsahafi R, Majeed-Saidan A, Albagami HH, Khan AS, Ahmad S, Collares FM, Della Bona A, Melo MAS. Three-dimensional (3D) printing in dental practice: Applications, areas of interest, and level of evidence. Clin Oral Investig 2023;27(6):2465-2481.
2. Schweiger J, Edelhoff D, Schubert O. 3D printing of ultra-thin veneers made of lithium disilicate using the LCM method in a digital workflow: A feasibility study. J Esthet Restor Dent 2024;36(4):588-594.
3. Camargo B, Willems E, Jacobs W, Van Landuyt K, Peumans M, Zhang F, Vleugels J, Van Meerbeek B. 3D printing and milling accuracy influence full-contour zirconia crown adaptation. Dent Mater 2022;38(12):1963-1976.
4. Hajjaj MS, Alamoudi RAA, Babeer WA, Rizg WY, Basalah AA, Alzahrani SJ, Yeslam HE. Flexural strength, flexural modulus and microhardness of milled vs. fused deposition modeling printed Zirconia; effect of conventional vs. speed sintering. BMC Oral Health 2024;24(1):38.
5. 大久保力廣，木村健二（編）. 歯科技工別冊. はじめる！使いこなす！3D プリンターの基礎と臨床. 東京：医歯薬出版, 2022.
6. Etemad-Shahidi Y, Qallandar OB, Evenden J, Alifui-Segbaya F, Ahmed KE. Accuracy of 3-Dimensionally printed full-arch dental models: a systematic review. J Clin Med 2020;9(10):3357.
7. 三輪武人，今田裕也，木村健二. 巻頭特別企画. IDS2023 現地リポート. デジタルソリューションへの過渡期を終え、完全な移行を迎える. In: 日本インプラント臨床研究会（編）. これからのデジタル歯科がわかる本. ベーシックからアドバンスまでのエビデンスに基づくインプラント 78 症例. 東京：クインテッセンス出版, 2023:14-25.
8. Suzuki S, Suzuki R, Seto M, Hiroyasu K, Ogura S, Ueda K. Dimensional changes over time in stereolithographic models fabricated with a 3D printer. Odontology 2024. Online ahead of print.

▶ **Chapter 4-2 コマーシャルラボが考える CAD/CAM 技工における歯科医院との連携**

1. 青嶋 仁，伊藤竜馬，岩田 淳，瓜坂達也，風間大暢，片岡繁夫，陸 誠，桑田正博，小林恭之，斉藤 勇，酒井美穂，崎田竜仁，佐々木正二，高岡亮太，高橋 健，武末秀剛，田中文博，千葉優友，土屋 覚，遠山敏成，中村昇司，西村好美，橋中知之，長谷川篤史，林 直樹，日髙豊彦，町頭俊幸，山崎 竜，湯浅直人，横田浩史. 別冊 QDT. 歯科医師・歯科技工士のための 最新ジルコニア修復. インレーから前歯部クラウンまで. 東京：クインテッセンス出版, 2021.
2. 伴 清治（編著）. 補綴臨床別冊. ジルコニア修復の常識と鉄則. 東京：医歯薬出版, 2022.S, Collares FM, Della Bona A, Melo MAS. Three-dimensional

すべてがわかる！
CAD/CAM デンティストリー BASIC 編
一般社団法人 日本臨床歯科 CADCAM 学会公認 TEXTBOOK

2025 年 4 月 15 日　　第 1 版第 1 刷発行

監　修	北道 敏行・池田 祐一・江本 正・熊谷 俊也・林 敬人
発行人	畑めぐみ
発行所	インターアクション株式会社
	東京都武蔵野市境南町 2-13-1-202
	電話　070-6563-4151
	FAX　042-290-2927
	web　https://interaction.jp
印刷・製本	シナノ印刷株式会社

©2025　　インターアクション株式会社　　禁無断転載・複写
Printed in Japan　　　　　　　　　　　落丁本・乱丁本はお取り替えします

ISBN 978-4-909066-73-2 C3047
定価は表紙に表示しています